臨床現場で求められるコミュニケーションのヒント

山岸弘子 Hiroko YAMAGISHI

デンタルダイヤモンド社

挿絵◉サワダサワコ

目次　＊　Contents

序章

8 歯科衛生士が輝く時代の到来

第1章

16 お年寄りとはだれのこと？
23 高齢者が聞く音
30 初対面の挨拶
37 待合室からチェアーまでの案内

44 聞く力の把握と声の出し方
51 わかりやすく話すコツ①
58 わかりやすく話すコツ②
65 言葉づかいの選択
71 時代背景を知り、本音を感じ取る
78 敬意が伝わる表現
85 聞いていることが伝わるように聞く

第2章

94 侮れないママたちの情報網
101 絵本を活用しよう

乳児期の子どもへの対応 107
言葉の発達に合わせた幼児への対応 114
騒いでしまう子どもへのアプローチ方法 121
幼児に伝わりやすい話し方 128
就学前の子どもと打ち解けるコツ 134
小学生の〝いま〟を知る 141
思春期の子どもとの会話 148
治療を嫌がる子どもへの対応 155
保護者対応の基本マナー 162
気難しい保護者への対応 168

＊ 序章 ＊

Introductory chapter

歯科衛生士が輝く時代の到来

皆様、はじめまして。山岸弘子と申します。私が歯科衛生士の皆様と交流するようになってから、十数年が経ちました。そのなかで、現在は歯科衛生士という仕事が以前にも増して注目され、期待されていると感じています。

歯科衛生士が注目されるようになった理由はいくつかあると考えられます。そのなかから3つに絞って理由を挙げてみます。

歯科衛生士への期待が高まっている理由

◉理由1　予防意識の高まり

1つめの理由は、国民の予防意識の高まりです。予防歯科に力を入れる歯科医院が増えたことにより、歯科衛生士が中心となり、患者さんと接する機会が増えていると考えられます。

◉理由2　超高齢社会の到来

2つめの理由は、超高齢社会の到来です。総務省統計局の発表によると、高齢者（65歳以上）の人口は、2014年9月15日現在、過去最高に達しました。具体的には、「高齢者人口は3，296万人、総人口に占める割合は25・9％（ともに過去最高）」「8人に1人が75歳以上」と発表されています。

超高齢社会になり、なぜ歯科衛生士が注目されるようになるのかというと、「口腔ケアが命を救う」ことが知られるようになったことが挙げられます。米山武義先生（静岡県開業）が発表された誤嚥性肺炎と口腔ケアの関係は、さまざまな媒体で取り上げられ、一般の方にも広く知られるようになりました。いまでは歯周病と糖尿病、あるいは歯周病と心疾患の関係も取り沙汰されています。

歯科衛生士が力を発揮する場は、医療・介護の現場などに広がりをみせています。ある地方の病院では、病院内に歯科がないため、外部から歯科衛生士を招き、口腔ケアについて指導してもらったところ、入院患者の誤嚥性肺炎が減ったと報告しています。また、ある介護施設では、歯科衛生士を採用し、専門スタッフとして口腔ケアにあたってもらったところ、誤嚥性肺炎が減ったと報告しています。

◉理由3　歯科衛生士の努力

3つめの理由は、歯科衛生士の皆様の、継続したご努力の賜物だと考えています。

私は、「敬語」「コミュニケーション」「接遇」というテーマで、いろいろな職種の方々の研修をお手伝いさせていただいています。十数年前から歯科衛生士の方々の集まりにも参加させていただいています。

初めて大きな会場で、歯科衛生士の皆様を対象とした講演を行ったとき、主催者側の歯科衛生士の方から「先生、きっと驚きますよ。歯科衛生士はすごく真面目で、一生懸命ですから」と言われました。紹介されたとおり、皆様の姿勢は一生懸命で、一字一句聞き漏らさないという気迫さえ感じました。こうした姿勢で講演やセミナーに参加し、研鑽を積めば、周りから認められないわけがありません。

「歯科衛生士は勉強熱心」「真面目」という声を、その後も何度も耳にしました。お互いによい刺激を与え合い、お一人お一人のご努力の積み重ねが、他の医療者からの期待や患者さんからの期待を生んでいると思います。

高まるコミュニケーション力への関心

わが国の高齢化は、今後ますます進んでいきます。高齢者の治療・介護をどうするのか、歯科でも注目されています。最近も「高齢者における歯周治療」「老年歯周病学」「超高齢社会の歯科技工」「超高齢社会の歯科衛生士の役割」「高齢者における口腔保健」「高齢者の摂食嚥下」などのタイトルで、勉強会が開かれています。超高齢社会にどう対応していくのかは、社会全体が考え、取り組んでいる問題ですが、歯科も大事な一角を担っていると考えます。

高齢者の治療に対する専門力をつけようという動きとともに、歯科衛生士の皆様のなかで、〝大きな波〟となっているのが、「コミュニケーション力」を養う試みです。それを目の当たりにしたのが、歯科衛生士を対象としたとある講演会でした。その講演会では、コミュニケーションに関するテーマで、複数の講師が登壇していました。朝からたくさんの方が並び、すぐに満席となりました。中継会場も満席で、着席できなかった方は立ったまま熱心にメモを取っていました。

あるベテランの歯科衛生士の方によると、コミュニケーション関係の講演にたくさんの歯科衛生士が集まるのが最近の傾向だそうです。歯科衛生士の皆様は、一般の方よりもはるかに高いコミュニケーション力をおもちです。しかし、超高齢社会のなかでは、以前とは違うコミュニケーション力も求められます。具体的には、「高齢者とのコミュニケーション力」、そして「他分野の方とのコミュニケーション力」です。

専門性を輝かせるために

核家族のなかで育ち、高齢者と接する機会が極めて少ないなかで育った世代の方々は、社会に出た際には「高齢者とのコミュニケーション力」を意識的に身につけていく必要

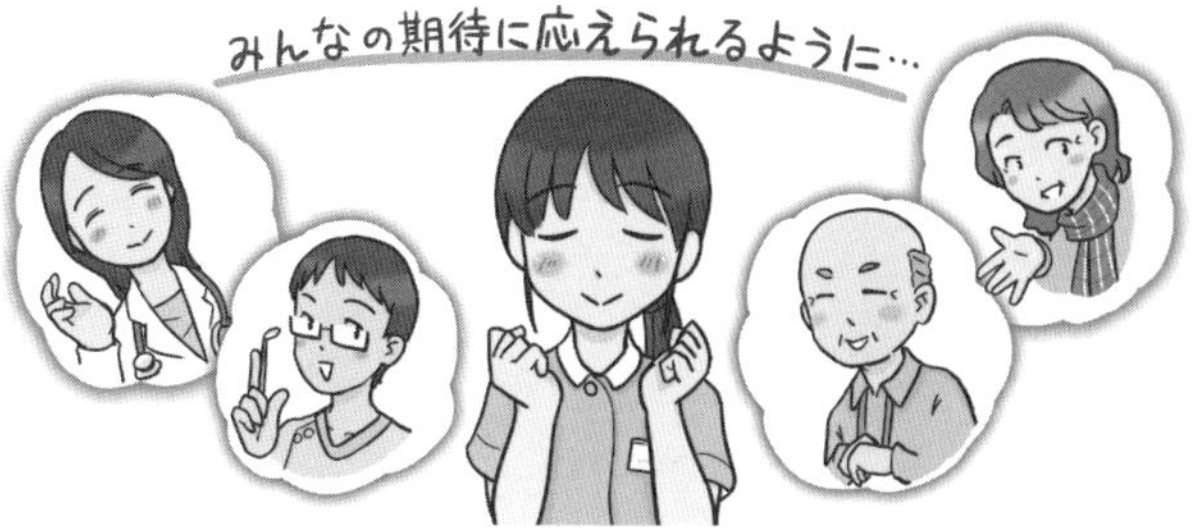

があります。また、超高齢社会では、他の医療関係者や介護関係者と力を合わせて治療にあたるケースが増えるため、歯科医院外の方とのコミュニケーション力も求められるようになります。他分野の方々とも対等な互恵関係を築いていくためには、患者さんに対する接し方とは違うコミュニケーション力が求められます。

「専門力を活かすのは、コミュニケーション力」だといわれます。本書が、コミュニケーション力にさらに磨きをかけ、皆様の専門性をさらに輝かせるお手伝いになるよう、「コミュニケーションのヒント」を心を込めてお伝えしていきます。

＊ 1章 ＊ Chapter 1

お年寄りとはだれのこと？

「人はだれでも歳をとると体や頭が衰える」

「性格まで頑固になる」

そんなステレオタイプなイメージをもっていませんか？　本当にそうでしょうか？

年寄り扱いしないで！

「年寄りのような髪型にしないでね」

「敬老会？　行きたくないわ。年寄りしかいないもの」

この言葉はそれぞれ、96歳、94歳の女性の言葉です。96歳、94歳といえば、後期高齢者ですが、この女性たちは、「お年寄り」として扱ってほしくないと願っています。

高齢者の社会貢献活動の世界では、70代は〝若手〟だとよくいわれます。それを実証するかのように、私が担当している敬語講座には、「最近、年上の方との会話が増えてきたので、敬語を勉強したい」と学習に参加する70代、80代の女性が年々増加しています。80代で、高齢者の食事をボランティアとして提供している方々もいます。80代は高齢者として食事を提供される側だとイメージしがちですが、この方々は提供者として元気に活躍しています。

また、聖路加国際病院の日野原重明先生のように、100歳を超えても現役で仕事をしている方々もいらっしゃいます。

若返る日本の高齢者

WHO（世界保健機関）に従い、日本の医療制度では、65歳以上を「高齢者」としています。しかし、「高齢者」という言葉のイメージと、実際の65歳以上の方々の若々しさやはつらつとした姿に、私は大きなギャップを感じます。このギャップの理由は、文部科学省の「体力・運動能力調査」の結果を見るとはっきりします。

平成25年度の調査の結果と、平成10年度の調査の結果を比べると、6分間歩行（6分間でどれだけの距離を歩行できるかを見る種目）で、65〜69歳の男性は37m伸び、70代の女性は42m伸びています。つまり、同じ65歳であっても、平成10年の65歳と現在の65歳では、運動能力が著しく異なるのです。

15年前の65歳とこれだけ運動能力に差があるのですから、「65歳なのに高齢者に見えない」のは、当たり前かもしれません。

自らの変化を「老い」として感じることを、〝老性自覚〟と呼びますが、老性自覚をもたない65歳が増えているのです。

先入観を捨てる

老性自覚のない方に対して、一般的な「高齢者への接し方」をイメージして応対すると、相手を不快にさせることもあります。

「電車で席を譲ったら、『結構です』と拒否された」

「スーパーでかごを運んであげたら不快な顔をされた」

「善意で行動したのに、『年寄り扱いするな』と怒られた」

このような失敗談も、あちらこちらで耳にします。「高齢者＝衰えている、劣っている」というステレオタイプ的な考え方は、いったん引き出しにしまったほうがよさそうです。

かつては、高齢者になると心身ともに衰え、知能も衰えると信じられていました。しかし、1970〜1980年代に行われた大規模な調査により、老年期の知能に関する見方は変化していきました。

専門書によると、『老年心理学の研究では、結晶性知能と流動性知能の2側面からの発達や老化が研究されてきた』[1)]、『流動性知能は新奇な状況に適応する際に必要となる能力であり、生理的成熟に関係しており、成人期以降は減退すると考えられている。一方、結晶性知能は学習によって得られた知識、習慣、判断力などであり、教育や文化の影響を強く受け成人後も成長が続くと考えられている』[2)]とあります。

認知症疾患やうつ病などの特別な病気を除き、一般的には、知能全般が急速に衰えるわけではないことがあきらかになってきました。まずは先入観を捨て、目の前の相手を澄んだ瞳で見ることが大切でしょう。

個人差に着目する

年齢とともに衰える方と、元気に活動を続ける方の差は、児童期の個人差よりも大きくなるといわれています。15歳の高校生で比較してみても、児童期から本を読み続けている生徒と、本を読んでいない生徒との間には、知識、考え方、教養に差が生じます。15歳ですでに存在する個人差が、15歳からの50年間でさらに開くのは当然です。

また、栄養状態も、毎日、野菜、肉、魚、米などをバランスよく食べてきた方と、不規則で偏った食生活を続けてきた方とでは、大きな差が生まれます。長年の暮らし方の違いが、心身ともに大きな個人差を生み出すのです。

「65歳＝高齢者＝衰えている」と、ひとくくりにする考え方は、「欧米人は」「日本人は」

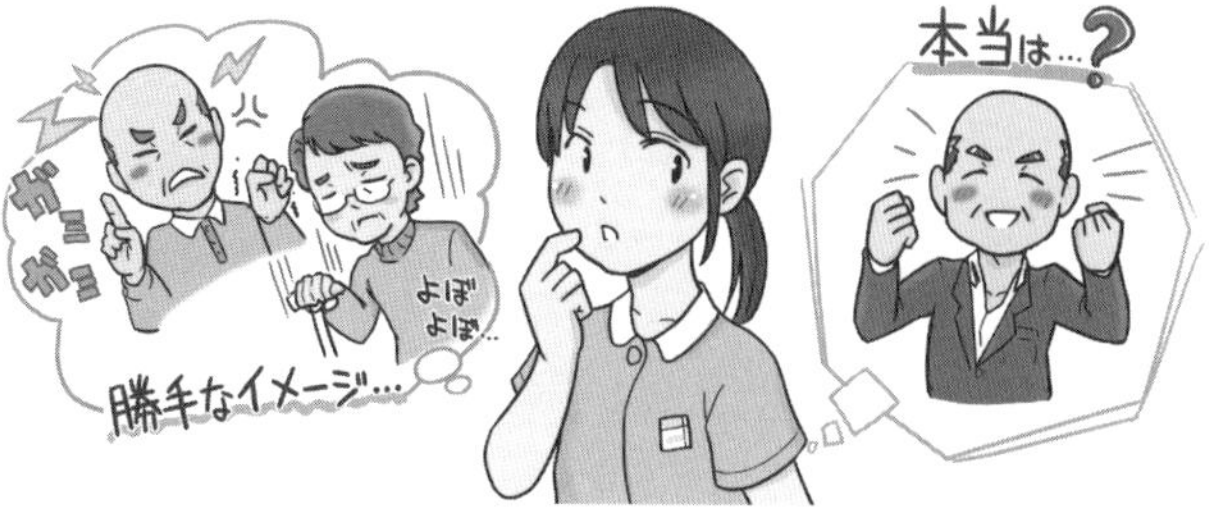

「女性は」「男性は」とひとくくりにしてしまうのと同様に、大雑把で危険です。高齢者は若い世代の個人差よりも大きな個人差があるということを、強く意識しておいたほうがよいでしょう。

確かに、すぐに怒ったり、相手を大声で非難する高齢者もいます。そういう方は少数でも目立つので、「高齢者は怒りっぽい」「頑固だ」と思ってしまいがちです。しかし、知能が衰えず、柔軟性があり、包容力がある高齢者もたくさんいます。大きな個人差があることを意識して、個人個人をよく見て、深く感じて接することが大切でしょう。

一人ひとりの特徴を知り、歩み寄り、理解を深めることにより、コミュニケーションの質が変わっていきます。上質なコミュニケーションがとれるようになれば、歯科衛生士の専門力はさらに輝くことでしょう。

【参考文献】

1）海保博之，楠見 孝（監）：心理学総合事典，朝倉書店，東京，２００６．
2）藤永 保（監）：最新心理学事典，平凡社，東京，２０１３．

高齢者が聞く音

「お年寄りは耳が遠い」

多くの人がもっている認識ですが、どんなふうに聞こえているのかはご存じでしょうか？

信頼を得る第一歩

前項では、「高齢者＝衰えている」と短絡的に考えるのは危険であることをお伝えしました。私たちは自分の能力を過小評価されることを好みません。能力を正しく評価し、困っていることがあればそれを感じ取り、そっと助けてくれる、そのような細やかさとやさしさがある人を、私たちは信頼します。

気持ちのよいコミュニケーションのためには、患者さんから信頼される必要があります。まずは患者さんの様子をよく見て、患者さんの立場になって行動することです。高齢になると、個人差が若いころより大きくなることを、前項でお伝えしました。個人差を考慮し、患者さん一人ひとりをよく観察し、プライドを傷つけないようにスマートに援助してみましょう。そのような態度が、高齢の患者さんからの信頼を得る第一歩となります。

どのように聞こえているか

高齢者が困っていることの一つに、聴力の衰えがあります。「言葉がよく聞き取れない」「何を言われているのかわからない」という声を、よく耳にします。音が聞き取りにくくなるだけではなく、言葉の判別がしにくくなっているのです。高齢者が聞き返した場合、私たちはつい大きな声を出しがちですが、それが逆に負担を与えてしまう場合もあります。

ある歯科衛生士の方は、患者さんが聞き返したので大きな声で言い直したそうです。

すると患者さんは、「いきなり大きな声を出さないでくれ。あなたの発音が悪いから聞き返したんだ。音は聞こえている。苦痛だ」と不機嫌に言ったそうです。患者さんにすれば、発音が悪いから聞き返したのに、大声を出されたことに苦痛を感じたのでしょう。このような行き違いを生まないためにも、高齢者の聞こえにくさの特徴を知っておいたほうがよいと思います。

私自身も、「高齢になると音が小さく聞こえるそうだから、聞こえるように大きな声で話そう」と思い込んでいました。しかし、高齢者がどのように聞こえているのかを体験する機会を得て、それは間違った認識だと気づきました。

高齢者が聞く音は、小さく聞こえるのではなく、「ボワボワボワ」と聞こえるのです。口を強く押さえて話しているのを聞いているようで、摑みどころがなく、波打っているように聞こえてくるのです。その音は、意味のある言葉には聞こえず、何を言っているのか、話の内容のヒントすら摑めない聞こえ方でした。

このような聞こえ方をしているのであるなら、何度も聞き返したり、はっきり発音してほしいと要求するのは、無理もないことだと感じました。

マスクを外して話す

聞こえにくくなっている患者さんは、「マスクを外して話してほしい」と言います。マスクを外し、口の形、口の動きを見せてくれれば、音を想像しやすいということです。口の形を見せるためには、明るい場所で、正面から向かい合うことが必要です。後ろから話しかけたり、斜めから話しかけたりするのは、誤解を生む環境を自ら作り出しているようなものです。

マスクを外せない場合は、マスクを顎まで下げて口の動きを見せるだけでも、聞き取りにくい患者さんの不自由さに配慮していることになります。

聞き取りにくい音

高齢になると、高い音が聞き取りにくくなると医学的にも言われます。聞き取りにくさも個人差がありますので、問診票に記入してもらったり、実際に質問をして、その患者さんが聞き取りやすい音域などを把握しておくと、ストレスが軽減されることでしょう。

また、高齢になると子音が聞き取りにくくなり、なかでも「サ行」や「タ行」の音が聞き取りにくくなると言われています。たとえば、「すすいでください」(susuidekudasai)の、sが聞こえにくく、「ううぃでくだあい」というように聞こえてしまうおそれがあるのです。

音は聞こえていても、話した言葉とは違う言葉に聞こえる「異聴」という現象が起こることもあきらかにされています。たとえば「たかい」が「はかい」に、「さかな」が「かたな」に聞こえてしまうのです。

はっきり、ゆっくり

このような高齢者の難聴の特徴を踏まえ、一音一音をはっきり、ゆっくり話すように

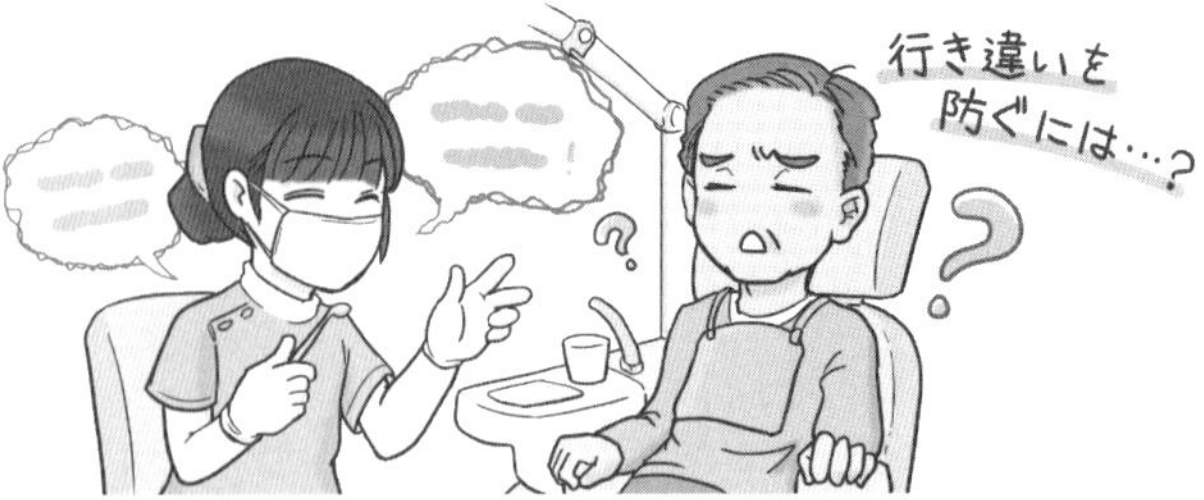

心がけましょう。患者さんの話すスピードと同じスピードで話せば、伝わりやすくなります。普段から母音を繋げて話す傾向のある方は、一音一音をはっきり発音するように注意してみましょう。

たとえば、「今日は雨だから、足元に注意してください」と言う場合、（wa）と（ame）が繋がって（wame）、（ra）と（ashimoto）が繋がって（rasimoto）となり、「今日は目だからしもとに注意してください」というように聞こえてしまうのです。「目？」「しもと？」など、「？」でいっぱいになってしまいそうです。

必ず確認する

高齢の患者さんのなかには、わからなくても聞き返さない方もいます。「聞き返したら失礼」「理解力がないと思われる」「嫌われる」など、聞き返さない理由はさまざまです。知識として、高齢の患者さんにはこのような心理が働くということを知っているだけでも、態度が違ってくるでしょう。

患者さんが何も言わなくても、きちんと伝わっているかどうかを常に確認する習慣をつけておくと、行き違いを防げる可能性が高まります。

初対面の挨拶

挨拶はコミュニケーションの基本であり、人間関係の入口です。初対面の方に好印象を与える挨拶は、その後の関係を円滑にします。

ここまで、高齢者とコミュニケーションをとるうえで気をつけたいことについてお伝えしてきました。本項からは、場面別にコミュニケーションのヒントをお伝えしていきます。

まずは「初対面の挨拶」（緊急時以外）についてです。

①視線を合わせる

初対面の挨拶は、①視線を合わせる、②名乗る、③お辞儀をする、という順番で行います。

初対面の印象は、1、2秒、つまり一瞬で決まるといわれています。初対面の印象はその後の関係づくりに影響を及ぼしますので、マイナスの印象を与えてしまわないように気をつける必要があります。

初対面で、「暗そう、意地悪そう、冷たそう、乱暴そう……」などというマイナスの印象を与えてしまうと、そのレッテルを剝がすのは容易ではありません。まずはやわらかい視線を交わし、温かな表情で迎え、「温かそう、やさしそう、頼れそう」などの好印象を与えることを心がけてみましょう。

高齢の患者さんへの挨拶は、正面からが基本です。視野が狭くなっていたり、聞こえにくくなっている場合があるからです。後ろからの挨拶や斜め後ろからの挨拶では、視界に入らない場合もあります。正面から目をしっかり見て挨拶をしましょう。

また、マスクをしたままの挨拶では、患者さんに親近感を抱いてもらうのは難しいでしょう。衛生上の不都合がなければ、マスクを外す、ずらすなどの配慮をすると、患者さんに表情を見せることができます。

②名乗る

一般的なマナーでは、年下から名乗るのが基本です。高齢の患者さんは人生の大先輩ですから、自分から名乗りましょう。

初対面の挨拶では、丁寧に名乗るのが基本です。フルネームを名乗ると、謙虚さが伝わります。また、苗字だけではなく、名前を名乗ることにより、相手の記憶に定着しやすくなります。政治家やタレント、アナウンサーなどを観察すると、フルネームで名乗っていることが多いことに気がつきます。その理由は、親近感を抱いてもらい、名前を覚えてもらうためです。苗字だけではなく名前を名乗ることにより、たとえば、「姪と同じ名前だわ」「同級生と同じ名前だわ」など、記憶にとどめてもらいやすくなります。

初対面の名乗り方は3種類あります。それぞれ「です」「ございます」「申します」をつけた言い方で、「山岸弘子です」「山岸弘子でございます」「山岸弘子と申します」となります。このなかで、最も謙虚さを伝えられるのは、「申します」を使った表現です。

「です」「ございます」は丁寧語で、「申します」は謙譲語です。「○○○○と申します」という名乗り方は、どのような場面でも使えますので、ぜひ身につけていただきたい名乗り方です。

次に発声についてですが、丁寧にゆっくり名乗るのが基本です。自分の名前は言い慣れているので、早口で言う方がほとんどです。早口を通り越し、超高速で名乗る方もいます。自分にとっては周知でも、聞き手は初めて聞く名前ですから、早口で言われると聞き取ることが難しくなります。とくに高齢になると早口が聞き取りにくくなりますので、配慮を示すためにも、聞き取りやすいスピードを意識しましょう。

また、前項でもお伝えしましたが、母音の重なりには注意が必要です。苗字の最後の母音と、名前の最初の母音が重なると、まったく違う名前に聞こえてしまいます。たとえば「早川朝美」さんの場合、(hayakawaasami) の (waa) が重なり、高齢者には「はやかわさみ」と聞こえてしまいます。「菊池郁美」さんの場合は、(kikuchiikumi) さんの (chii) が重なると、「きくちくみ」と聞こえてしまいます。

フルネームを名乗るときは、苗字と名前の間に「間《ま》」を置き、名前の第一音をはっきり発音することで、高齢の患者さんにも聞き取ってもらいやすくなります。

③お辞儀をする

お辞儀も3種類あります。会釈、敬礼、最敬礼です。目安として、会釈は15°、敬礼は30°、最敬礼は45°と言われますが、あくまでも目安です。

高齢者は深いお辞儀を習慣にしている方が多いです。そのため、いつもより少し深めのお辞儀を意識しておくと、高齢の患者さんにも受け入れてもらいやすいお辞儀となります。歯科医院では、通常、会釈が多いのですが、初対面の挨拶のときには、敬礼をおすすめします。

お辞儀の仕方は「語先後礼《ごせんごれい》」という方法が知られています。これは、語(言葉)が先で、礼(お辞儀)が後という意味です。「語先後礼」に従うと、「山岸弘子と申します。どうぞ、よろしくお願いいたします」と述べてから、頭を下げる流れになります。その

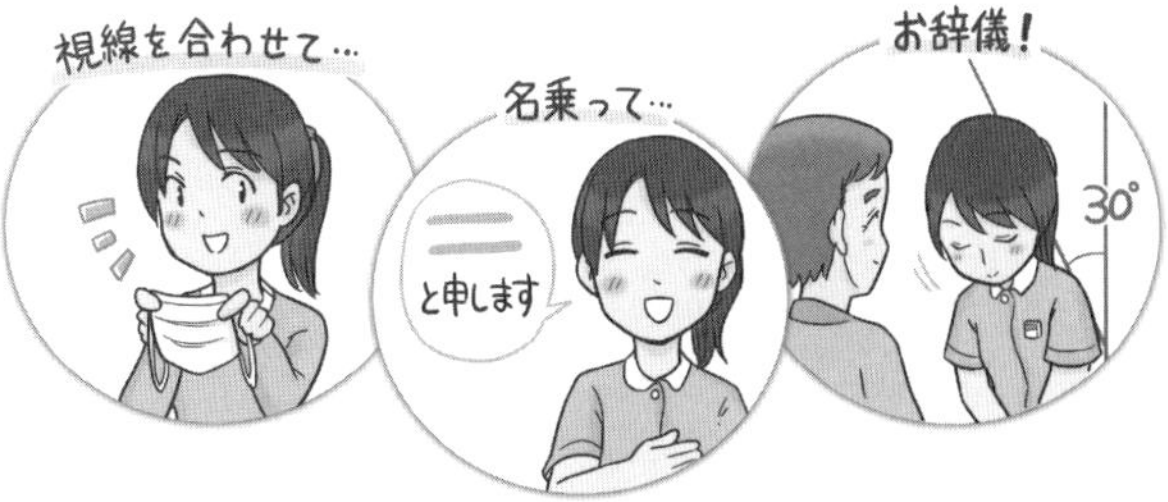
視線を合わせて…
名乗って…
と申します
お辞儀！
30°

際は、頭を下げたところでいったん動作を止め、心の中で1、2と数えてから、ゆっくりと上半身を上げていきます。そのとき、肩甲骨を寄せるように上半身を上げていくと、たいへん美しいお辞儀になります。

セミナーをしていますと、「正式なお辞儀を習ったことがない」とおっしゃる方が多く、頭を下げたところで動作を止めることができない方がほとんどです。いったん動作を止めるのは想像以上に難しく、すぐにできるようになる方は少数です。自分では止めたつもりでも、人の目には止めているように見えていないのです。しかし、練習を重ねることにより、確実に身につけることができます。頭を上げたあとは、必ず患者さんの目をやわらかい視線で見てください。

以上のポイントを押さえて、好印象を与えるとともに、安心感を与える挨拶を目指してみましょう。

待合室からチェアーまでの案内

患者さんが高齢の場合、待合室からチェアーまで案内するのが望ましい対応です。案内することで得られるメリットや正しい手順について考えてみましょう。

待合室まで迎えに行く

高齢の患者さんに対しては、待合室まで迎えに行くことを徹底している歯科医院も多いようです。迎えに行くことには、3つのメリットがあります。

1つめのメリットは、患者さんの転倒、骨折を防ぐことです。転倒の原因として、患者さんの視力や筋力の低下、薬物の副作用などが挙げられますが、それに加えて外的要因も関係します。たとえば、段差の有無、手すりの有無などの環境によって、危険度も異なります。バリアフリーかどうかでリスクは異なりますが、いずれの医院でも、高齢の患者さんを待合室まで迎えに行くことで、転倒のリスクを下げる努力をしてほしいと思います。

2つめのメリットは、患者さんに安心感を与えることです。

3つめのメリットは、自分のやさしさを表現できることです。やさしさ、思いやり、あたたかさを案内の間に伝えることができます。

案内の手順

①挨拶をする

迎えに行ったら、まず正面から挨拶をします。そして、視線が合う位置まで腰を落とします。このときの挨拶の目的は2つです。1つは信頼感を抱いてもらうこと、もう1つは患者さんの様子を把握することです。挨拶を交わすことにより、その患者さんの、聴力、視力、認知力などを把握することができます。挨拶は、

「○○さん、おはようございます」

「○○さん、こんにちは」

と、相手の名前を添えます。そして状況により、

「お待たせいたしました」

「たいへんお待たせして申し訳ありません」

などと言葉を添えます。そのうえで、指を揃えネームプレートを指し示しながら、「私、担当の○○と申します。よろしくお願いいたします」と、ゆっくり丁寧に挨拶をします。丁寧に挨拶をすると、「丁寧に接してくれそう」という安心感を与えます。


前述したように、このときに患者さんの様子を把握するように努めます。挨拶をしたとき、「あっ、○○さんですね。よろしくお願いします」と挨拶を返してくれる患者さんならば、コミュニケーションを円滑に進める力があります。また、「よろしくお願いします」と挨拶を返してくれる患者さんならば、会話に問題がないことがわかります。

一方、不安そうな顔をしたり、不思議そうな顔をしていたら、視力、聴力、認知力などが低下しているおそれがありますので、より注意深い案内が求められます。

②案内する場所を伝える

行き先がわからないのは、誰しも不安なものです。初診の患者さんであれば、なおさら不安を感じるでしょう。

「診察室までご案内します」
「お話をうかがう部屋までご案内します」
「最初にお話をうかがいたいので、中の椅子までご案内します」
「洗面台までご案内します」

などと、行き先を告げます。

③立ち上がるときの援助

患者さんの様子を見て、椅子から立ち上がるときに援助をします。援助をするときは、手首から肘までの間を下から支えるように、やさしく援助する方法があります[1]。

上から摑むと皮下出血の原因にもなりますので、要注意です。援助を受ける際、手首を摑まれることが多いと高齢者からは聞きますし、また、ケアする側からも手首を摑むことが多いと聞きます。

健康な若い人は手首を摑まれても色が変わることはありませんが、少しの衝撃でも皮下出血してしまう高齢者もいます。立ち上がるのを援助する必要があるときには、上から手首を摑んだり、手を引っ張ったりするのではなく、手首から肘までをやさしく下から支える方法があることを覚えておきましょう。

「ゆっくりお立ちください」

「ゆっくりお願いします」

など、急がせないように声をかけます。

④チェアーまでお連れするとき

一人での歩行が困難な患者さんを案内するときは、手首から肘を下から支える方法のほか、介助者の肩に摑まってもらう方法と、腕に摑まってもらう方法が知られています。患者さんにどの方法が歩きやすいかを尋ねると、患者さんも安心して依頼できます。

案内するときに最優先させることは、安全に、安心感を与えながら案内することです。

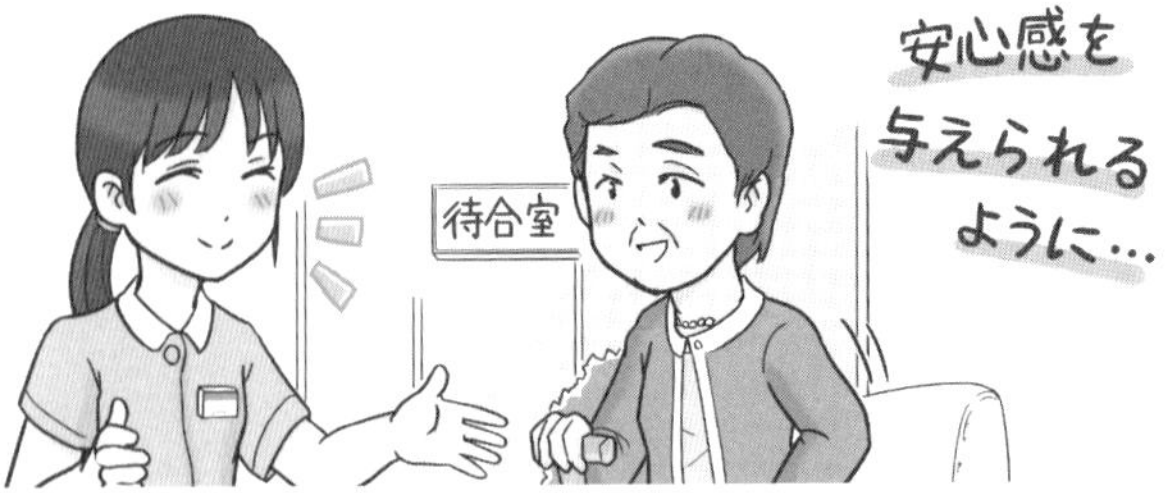

「ゆっくりご案内いたします」と声をかけ、慌てさせないようにします。段差があるときには、「こちらに段差がありますので、お気をつけになってください」と、毎回必ず口に出しましょう。

「毎回言わなければいけないのですか？」と質問されることがありますが、面倒でも毎回実行していただきたいと思います。高齢になると、住み慣れた自分の家の中で転倒する人も多いのですから、歯科医院の案内の場面では、こまめに声をかけ、注意喚起し、転倒させないように細心の注意が必要です。ことに、過去1年以内に骨折したことのある高齢者は、骨折しやすいということも知られています。骨折の経験者に対しては、より細心の注意を払いましょう。

一人で歩行ができる患者さんを案内するときには、患者さんの歩くペースに合わせて、完全に背中を見せることがないように、斜め前を歩いて様子を気遣いながら先導します。この際、荷物が多くて移動がたいへんそうな患者さんには、

「お召し物をお預かりします」

「お荷物をお持ちします」

と声かけをしましょう。

案内の場面は、患者さんの様子を把握したり、こちらの気遣いを伝えることができる貴重なひとときです。丁寧な言葉で、あたたかな笑顔とやさしい声で、患者さんへの思いを伝えてみましょう。

【参考文献】　1）本田美和子，イヴ・ジネスト，ロゼット・マレスコッティ：ユマニチュード入門．医学書院，東京，２０１４．

聞く力の把握と声の出し方

高齢者の聞く力や理解力、聞こえやすい声には大きな個人差があります。患者さん個々に合わせた会話方法について考えてみましょう。

聞く力を把握する

高齢の患者さんとの会話では、まずは患者さんの聞く力を把握しましょう。聞く力を把握したうえで治療にかかわる内容をお話ししたほうが、スムーズに伝えることができます。聞く力を「聴力」と「理解力」に分けて確認してみましょう。

「高齢者が聞く音」の項で詳しくお伝えしましたが、高齢の患者さんの聴力には個人差があります。突然大きな声を出すのではなく、まずは普通の大きさの声を出し、聞こえないようであれば、声や発音を調整していきます。微調整しながら、どのような声が聞き取りやすいのかを記録しておきます。

次に理解力について把握しましょう。若いときの個人差よりも、高齢者の個人差のほうが大きくなることは、「お年寄りとはだれのこと?」の項でお伝えしたとおりです。理解力についても、大きな差が生じます。その患者さんにどの程度の理解力があるのかを観察し、把握しておきましょう。

「○○さん、お元気そうでよかったです」

「○○さんは、いつもお元気そうですね」

などと声をかけ、反応を観察すると、理解力とともにコミュニケーション力も把握できます。このとき、「お元気ですか?」と声をかけると、患者さんを不安にさせるおそれがあります。

「顔色を見て、お元気ですか? と言っているのだから、私の顔色が悪いのかしら……」

「歯科衛生士さんには、私が不健康に見えるのかな……」

「私、最近、体重が減ってきているけど、やはりどこか悪いところがあるのかな……」

などと、とくに健康に不安がある患者さんは、不安を膨らませてしまいます。

そこで、「お元気ですか?」ではなく、「お元気そうですね」と声をかけるのがポイントです。「お元気ですか?」と「お元気そうですね」では、患者さんの心に与える影響が大きく異なります。「お元気そうですね」と言われれば、患者さんは自信がもて、安心することができます。まず、リラックスできる言葉を選んで、反応を見ながら、患者さんの理解力を把握しておきましょう。

その後、世間話をしてみると、患者さんの理解力をより深く把握できます。

先日、高齢者に人気のあるクリニックを見学する機会がありました。そのクリニックでは、待合室までスタッフが来て、患者さんと正面から向かい合い、世間話をして患者さんをリラックスさせながら、反応を記録していました。診察前に患者さんの聴力や理解力を把握しておくことのメリットを、経験豊富な院長は熟知していることがうかがえました。そして、スタッフから得た情報をもとに、院長は患者さんに合わせて第一声の大きさ、明瞭さ、明るさを変えていました。

声の4つの要素

患者さんの聞く力を把握したら、次は声の出し方を工夫してみましょう。

声には4つの要素があります。すなわち、トーン、ボリューム、スピード、イントネーションです。

①トーン

トーンは、高低、明暗に分けて考えてみます。

声の高低については、人それぞれ聞き取りやすい音の高さが違いますので、前述したように、患者さんの聞こえやすさを把握した後、その患者さんが聞こえやすい声の高さを探りましょう。

声の明暗については、患者さんのいまの心情に合わせることを意識します。患者さんの心情が声に表れていることが多いので、まずは患者さんと近いトーンの声を出すと、違和感を与えません。イメージとしては、楽器のチューニングと同じで、まずは相手の音に合わせてみるのです。そして、少しずつ明るい声にリードしていくことができれば理想的です。暗い声の患者さんに対して明るい声で話しかけても、患者さんは自分の感情とのギャップを感じ、違和感を覚えてしまいます。

②ボリューム

ボリュームは、声の大小です。こちらも相手の反応を見て、調整しましょう。小さな声で話す人に対しては、「もう少し大きな声で話してください」と頼みやすいのですが、大きな声で話す人には、「もう少し小さな声で話してください」とは言いにくいものです。最近は、電車の路線によっては「電車の中では大きな声で話さないでください。トラブルが増えています」という車内放送が流れています。「声が大きくて困る、なんとかしてほしい」という苦情は、あちらこちらで耳にします。患者さんに「この声の大きさでよろしいでしょうか?」と尋ねてみるのも、患者さんへの思いやりのひとつです。

③スピード

高齢の患者さんに対しては、ゆっくり話すほうが理解を得られやすくなります。しか

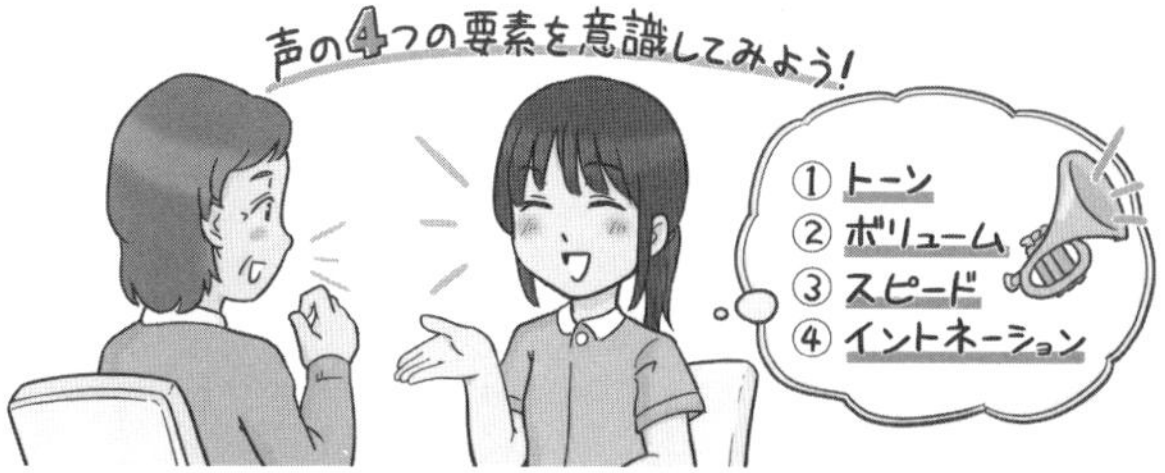
声の4つの要素を意識してみよう！
①トーン
②ボリューム
③スピード
④イントネーション

し、これもすべての人に当てはまるわけではありません。会話のスピードが早く、会話の展開も早い高齢者もたくさんいます。先入観をもたず、よく観察した後に、相手に合わせてスピードを調整しましょう。

早く話す人には、こちらも早めに話し、ゆっくり話す人には、こちらもゆっくり話すようにすると、息が合って、お互いに心地よく話すことができます。

④イントネーション

地域や人によってイントネーションは違いますが、地域のイントネーションを使わない歯科医院もあります。これは、移住者が多い地域に目立つ傾向です。共通語のイントネーションで話すことにより、患者さんに安心感を与えているようです。

一方、その地域に住み慣れた高齢者には、なじみのあるイントネーションのほうが安心感を与えるでしょう。それぞれの歯科医院の特徴を生かしながら、全体として、直線的にならないように工夫して話すと、やさしい印象になります。

わかりやすく話すコツ①

何を言いたいのかがわかりにくい話は、聞き手の負担になります。話がわかりにくくなる理由とは何か、どのように話を組み立てれば相手に伝わりやすいのか、考えてみましょう。

わかりにくい話の特徴

会話は、「何も考えずに話し始める」「考えながら話す」「考えてから話す」の3つのケースに分けられます。

この3つのケースのなかで、話が長くなり、わかりにくくなるのは、「何も考えずに話し始めるケース」と「考えながら話すケース」です。何事においても変化の早い現代では、間髪を入れずに反応しなければならないという強迫観念からか、何も考えずに話し始めるケースや、考えながら話すケースがよく見受けられます。あるいは、「あの〜」「え〜と」などと、次の言葉が出てくるまで時間がかかる人もよく見かけます。また、「あれ？　何を言おうとしたのかな？」と、途中で言おうとしていたことを忘れてしまう人もいます。

「あの〜」「え〜と」などのいわゆる「会話のノイズ」がたくさん入ると、聞き手は疲れてきます。また、話し手本人が「何を言おうとしたのかな？」などと混乱するような、本題が決まっていない話は、聞き手に大きな負担をかけます。

たとえば、「えっと、この前、電動歯ブラシがほしいとおっしゃっていましたよね。いろいろ考えてみたんですけど、AとBだったら、最初Bがいいかなと思ったんですが、やっぱりAのほうが使いやすいかなって思うんですけど、Aのほうが高いから、えっと、あれ？　どこまで話しましたっけ？……」などという着地点が見えない話は、相手に負担をかけるのです。

結論になかなか到着しない話をされると、聞き手は、

「この人は何が言いたいのだろう」

「この話の結論はどこにあるのだろう」

と、ずっと考えながら聞かなければなりません。とくに、耳が遠い方や、集中力が衰えている高齢の方には大きな負担です。


考えずに話し始めて、理路整然と話せる人もなかにはいますが、そうした方は日常的に訓練をしている人か、言葉を選んで組み立てるスピードが早い人でしょう。普通の人は、考えずに話し始めると、わかりにくい話になってしまうのです。

考えてから話す

実際に耳にした以下のような会話はどうでしょうか。

「あっ、歯ブラシですよね。えっと、いろいろ種類があるんですよぉ。えっと、これなんかどうですか？　どうですかって言われても困りますよね？　うん、やっぱりこれがいいんじゃないかなぁ。持ちやすいし、口に入れやすい大きさだし」

このような短い会話なら、この話し方でも十分伝わると思います。しかし、患者さんが急いでいるときや、集中力が落ちているとき、もっと長い内容を伝えるときには、やはり患者さんに負担をかけてしまいます。

考えずに話し始めると、わかりにくい話になってしまう。ならば、「考えてから話す」を習慣にすればよいのです。十分な準備をすれば、話が長くなることも減りますし、何を言いたいのかがわからないという話し方を避けられます。

話す順序を決めておく

「考えてから話す」を実践する方法として、話す順序を決めておくことをおすすめしています。話す順序を決めておくと、患者さんは話の展開を推測しやすくなり、理解しやすくなります。

話の展開の仕方はさまざまな種類がありますが、おすすめの方法は、「①タイトル／②結論／③説明」という3つのステップを踏む方法です（**表1**）。

表❶　話を展開する際の３つのステップ

①タイトル	○○についてお話しします
②結論	結論は△△です
③説明	詳しく申し上げますと……

タイトルは、ビジネスメールでいえば「件名」のことです。メールに「件名」をつけるように、話にも「タイトル」をつけるのです。何のメールかわからない無題のメールよりも、たとえば「7月15日の会議報告」という件名があったほうが、読み手に対して親切です。話においても、まず何についての話なのかを最初に示したほうが、相手は聞く準備ができるのです。

表1を頭に描いて話す癖をつけておくと、自分自身も楽になりますし、患者さんも理解しやすくなります。前述の話でしたら、「歯ブラシについてお話しします（タイトル）。○○さんにはこちらがおすすめです（結論）。この歯ブラシは、○○という特徴があるからです（説明）」となります。

こうしたステップを院内で共有しておくと、患者さんへ

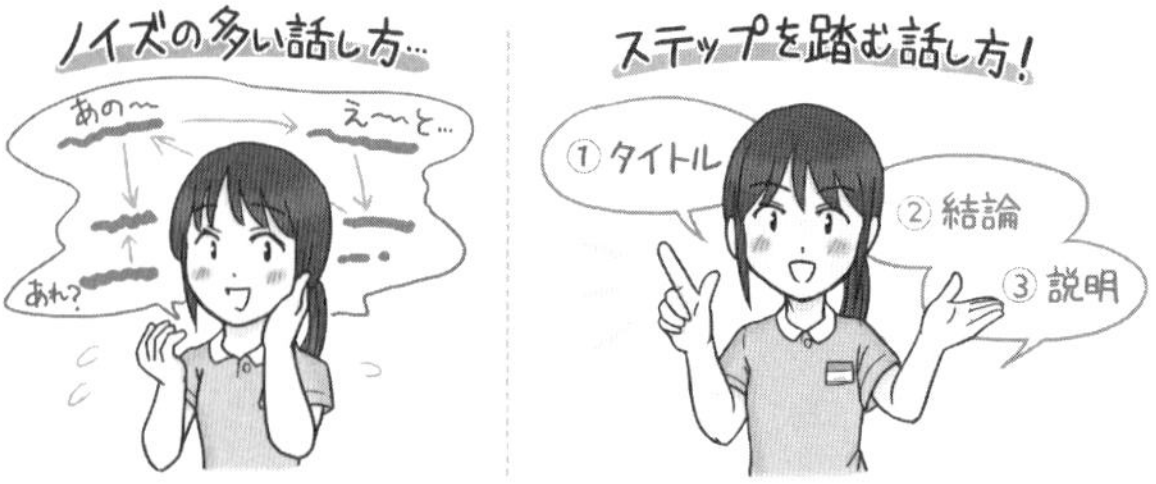

の説明がぐんと伝わりやすくなるはずです。次の文章で練習をしてみましょう。

「今日は、まずX線写真を撮影してから、先生が治療計画をお話しして、それから治療に入ります」

この文章を3つのステップに直してみましょう。

「今日の計画についてお話しします（タイトル）。今日は3つのことを行います（結論）。はじめにX線写真撮影を行い、2番目に治療計画を先生からお話しします。3番目に治療を行います（説明）」。

「①タイトル／②結論／③説明」の3つのステップに加えて、「今日は3つのことを行います」というように項目数を示すと、患者さんの記憶に残りやすくなります。あまり多くの項目を一度に伝えても記憶の定着は期待できませんので、ポイントは3つ以下に絞るとよいでしょう。3つ以上になってしまうときには、メモに書いて、患者さんに見せながら説明するようにしましょう。

話にタイトルをつけ、結論から述べ、解説し、ポイントは3つ以下に絞る方法は、「話がわかりにくい」と言われる方には、とくにおすすめの方法です。

わかりやすく話すコツ②

わかりやすく話すための話の組み立て方に続いて、さらにわかりやすくするためのポイント、「用語の選択」「一文の長さ」「キーワードの強調」「間のとり方」について学んでいきましょう。

わかりやすい用語を選ぶ

専門職の方には、それぞれの専門領域において日常的に使っている言葉があります。それらの言葉を専門外の相手に対して意識的に使うことは少ないと思いますが、相手にとって理解が難しい用語であることを自覚しないまま使ってしまう場合があります。

歯科で患者さんに対して使われている用語のなかでは、「口腔、う歯、摂食、嚥下、審美、印象、リカバリー、メインテナンス」などがわかりにくい言葉といえるでしょう。

私たちには馴染みのある、「メインテナンス」というようなカタカナ語も、高齢の患者さんには理解が難しい場合もあります。

患者さんのなかには、医学的な知識がある方もいますが、多くの方は医学の専門用語やカタカナ語は理解できないと仮定し、用語を選んだほうが安心です。専門用語をわかりやすい日常の言葉に置き換えていく配慮が、コミュニケーションを円滑にし、それがよりよい治療に結びついていくことは間違いありません。

ここで、患者さんにとって難しい用語を使った実例を紹介しましょう。

ある受付スタッフが患者さんに対して、「次回は、『バツイト』をします」と言っていました。患者さんが、「は?」と聞き返すと、受付スタッフは、「あっ、『バツイト』ですよ」と答えました。患者さんは「『バツイト』ってなんですか?」と怪訝な顔をした後、「もしかして、抜糸のこと? それなら、抜糸って言えばいいじゃない、なんでわかりにくい言い方をするのかなー」と不機嫌そうに言っていました。

受付スタッフは、「抜糸」と「抜歯」を区別するためにそのように言っていたのだと思いますが、患者さんには伝わらなかったのです。この実例からも、院内で使っている言葉が患者さんに伝わるかどうかを、普段から点検しておく必要性がわかります。

一文を短くする

まず、わかりやすい用語を選んだら、次に文というひとまとまりのわかりやすさを考えます。

文とは、「。」で区切れるまでを指します。「私は山岸歯科医院のスタッフです。」が一文です。「私は山岸歯科医院のスタッフで、勤続3年目で今年は新人スタッフを迎えて教育担当になりました。」も一文です。短い一文もあり、長い一文もあることがわかりますね。

書き言葉では、一文の長さを60文字程度にするとわかりやすくなると、文章作法などの本に書かれています。話し言葉では50字以内にし、一文を短くするとわかりやすくなることが知られています。

一文を短くするためには、一文に1つの情報だけを入れることを心がけるとよいでしょう。一文に複数の情報を盛り込んだのが、次のような話し方です。

「院長から連絡が来て、電車が止まっているから他の路線に乗り換えようとしたけど、結局電車が動きそうだということで、1時間待ったそうですが、早く家を出ていたからあと5分で着くそうですが、お待ちいただけますか？」

このように、不必要な情報を満載し、一文が長い人は周りにいませんか？　一文がこのように繋がっていくと、結論に辿り着くまでの時間が長くなります。その結果、聞こえにくくなっている高齢の患者さんに、負担をかけることになります。

無駄を省き、一文に1つの情報だけを入れるように心がけてみましょう。

「が」「は」「で」「して」

「一文を短くする」にも関連しますが、一文を長く繋げてしまう話し方では、「が」「は」「で」「して」などの助詞を強く言ったり、伸ばして言ったりする特徴があります。この話し方の特徴は、一文が長くなることの他に、肝心の内容よりも「が」「は」「で」「して」が強調されて話されることです。その結果、肝心の内容が記憶に残らなくなります。

キーワードを強調する

わかりやすく話そうと思ったら、わかりにくい話し方の反対を行えばよいのです。つまり、助詞は強く言わないようにします。そして、キーワードをゆっくり、はっきり、強調すればよいのです。

「治療の後、30分間は飲んだり食べたりしないでください。4時になったら召し上がっても構いません」などと伝える場合、キーワードの「30分」や「4時」を意識して、ゆっくり、はっきり伝えると、伝わりやすくなります。

間《ま》を入れる

話の間とは、音楽でいえば休止符のことです。音楽の休止符は、休むためのものでは

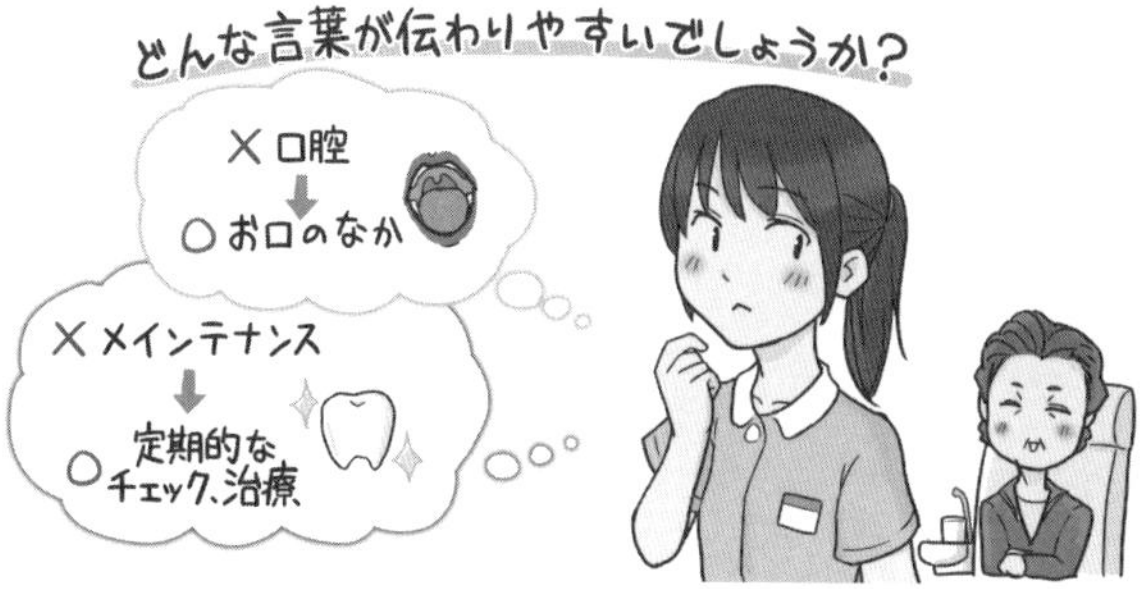
どんな言葉が伝わりやすいでしょうか?
×口腔
○お口のなか
×メインテナンス
○定期的なチェック、治療

なく、緊張感を生むためにあるそうです。

話においても同じです。間が入ることにより、聞き手の集中力が増します。大事な一文の前後や、キーワードの前後に間を入れることがコツです。話す前に間が入ると、「次に何を言うのだろう」「しっかり聞こう」という心の準備ができます。話した後に間を入れると、患者さんがゆっくり理解する時間をプレゼントしたことになります。いわゆる「立て板に水」のようにスラスラ話すと、かえってわかりにくくなってしまいます。

「間→大事な内容→間」という順番で話すと、高齢の患者さんも理解しやすくなります。

本項でお伝えしたポイントは、決して難しいことではありません。ただ、実行するかしないかの選択があるのみです。1日1つずつでも実行することで、高齢の患者さんとのコミュニケーションが充実していくのを実感されることでしょう。

言葉づかいの選択

親しみを込めて方言やタメ口で話しかけると、高齢の患者さんはどのように感じるでしょうか。方言やタメ口の効果や危険性について考えてみましょう。

共通語？　方言？

地方都市の歯科医師会に講演で訪れると、高齢の患者さんに対して話すときに、共通語で話すのがよいのか、方言で話すのがよいのかという質問を受けることがあります。患者さんとよい関係を築きたいという思いがあればこそ生まれる質問であり、言葉づかいに対する高い意識ゆえに生まれる質問だと思います。共通語を使うのがよいのか、方言を使うのがよいのか、高齢の患者さんと話すときの言葉づかいに関する答えは1つではなく、相手の患者さん次第といえるでしょう。

まず、患者さんの使う言葉に耳を澄ませてみましょう。というのは、地方在住の高齢者であっても、必ずしもその土地で生まれ育った高齢者ばかりとはいえないからです。最近よく耳にするのは、住み慣れた土地を離れて子どもの住む地方に移住するという事例です。後ろ髪を引かれながら、住み慣れた土地から泣く泣く移住する人も少なくありません。また、子どもや何らかの縁を頼って移住する人ばかりではなく、まったくゆかりのない土地に移住する人もいます。

子どもを頼って移住してきた高齢者も、縁もゆかりもない土地に移住してきた高齢者も、その土地の言葉に馴染みがありませんから、土地の言葉を使うとかえって意思の疎通が困難になってしまうおそれがあります。また、若いときに上京し、定年になってから故郷に帰るUターンの人でさえ、共通語にすっかり慣れてしまい、故郷の言葉づかいをすることができなくなったと口にする人もいます。海外に移住した人が母国語を忘れてしまうような現象は知られていますが、方言においても同じような現象が起こるようです。

共通語を使うべきか方言を使うべきかに迷ったら、患者さんの使う言葉に耳を澄ませ、患者さんの言葉に少しだけ合わせると、親近感が相互に芽生えやすくなります。

方言を中心に話す方であれば、会話のなかに1、2ヵ所方言を交えれば親近感を抱いてもらえるでしょうし、まったく方言を使わな方には、共通語を選んだほうが心地よく感じてもらえるでしょう。方言にはなんともいえない温もりがあります。方言を織り込むのであれば、治療の前後の雑談のときがおすすめです。一方、治療の説明のときに雑談との違いを明確にした話し方をすれば、患者さんも聞くモードに転換しやすくなります。

敬語？　タメ口？

共通語と方言の使い分けに加えて、医療機関での研修で「スタッフのなかに患者さんとタメ口で話している人がいます。どう思いますか？」という質問をよく受けます。いわゆる敬語抜きの話し方をするスタッフに対して、苦々しく思っている別のスタッフがいたり、接遇委員や看護師長がスタッフの患者さんに対するタメ口を改善したいと思っている場合に、このような質問が出されます。タメ口や敬語抜きの言葉づかいの危険性はたくさんありますから、それを承知したうえでの質問だと思います。危険性を２つ挙げてみましょう。

◉危険性１　心理的距離が近くなりすぎる

敬語は、患者さんとの間に心理的距離を置く働きをします。敬語を使わずにタメ口で話すと、心理的な距離を縮め、患者さんに接近することになります。この接近を好ましく思わない患者さんもいることを知っていたほうがよいでしょう。

仮にこの接近を好ましく思う患者さんがいても、距離の接近によって生まれる恐ろしい態度があります。それは、患者さんの甘えです。この甘えがいろいろなトラブルのもとになってしまいます。

◉危険性２　下に見られているという印象を与える

ある医療機関に行ったとき、スタッフがタメ口で患者さんに指示していました。

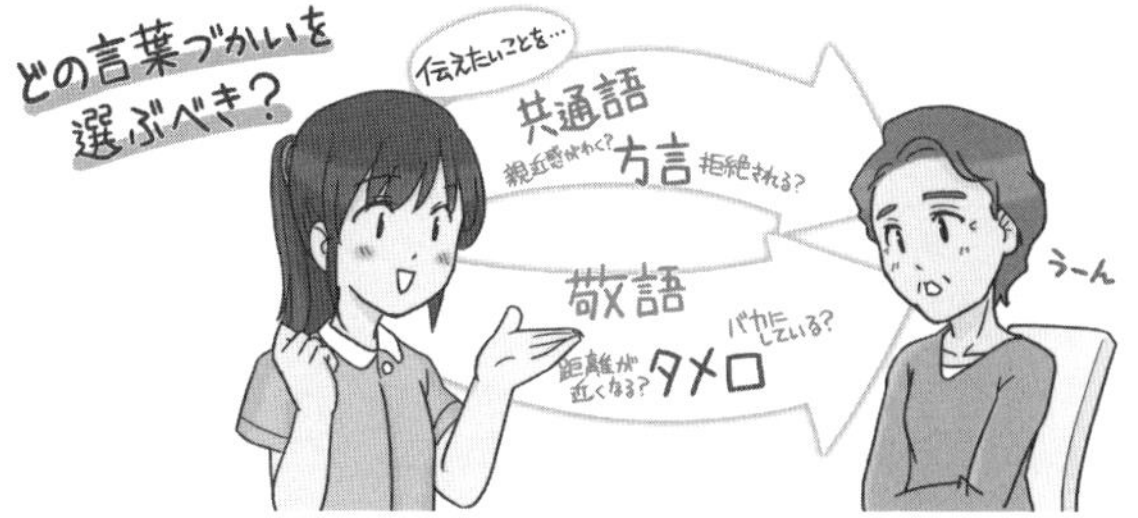
どの言葉づかいを選ぶべき？
伝えたいことを…
共通語
親近感がわく？
方言
拒絶される？
敬語
バカにしている？
距離が近くなる？
タメロ
うーん

「椅子に深く座って」
「ちょっと待っていてね」
「はい、終わり」
「ゆっくりでいいよ」

といった調子で、患者さんはただ、「はい」と返事をするだけでした。

患者さんとスタッフは特別親しそうな雰囲気ではありませんでしたので、患者さんにスタッフはいつもこのような言葉づかいをしているのかどうかを聞いてみました。すると、

「嫌だけれど仕方がないんですよ」
「本当に嫌だと嘆いていた人たちは、他のところへ行っちゃいましたよ」
「年寄りばかりだから馬鹿にしているんでしょうよ」

と、率直な思いを伝えてくれました。これは、〈文句を言わないから受け入れている〉と勘違いしてはいけないと、強く感じさせてくれる出来事でした。

言葉に出さない高齢の患者さんの思いを常に推し測る姿勢でいれば、いろいろな患者さんの心の声が聞こえてくることでしょう。それが言葉づかいを選ぶヒントとなります。

●

政府は2015年6月「まち・ひと・しごと創生会議」を開き、2016年度予算編成に向けた地方創生施策の指針となる基本方針の素案を示しました。大都市の高齢者が地方に移住する動きを後押しする方針を明記したと報道されたのは記憶に新しいところです。この方針に202の自治体が関心を示しているそうですので、今後の展開が注目されます。

近い将来、条件が整い、地方に移住する高齢者が増えていけば、地方の歯科医院ではいま以上に、高齢者に対する気配りの有無が患者さんの満足度の高低に影響を与えることになるでしょう。

時代背景を知り、本音を感じ取る

戦前・戦中に子ども時代を過ごした高齢者は、いまとはまったく異なる環境で育ってきたこともあり、独特のメンタリティをおもちの方もいらっしゃいます。彼らの本音について考えてみましょう。

時代背景を知る

高齢者とコミュニケーションを円滑に行うためには、高齢者の生きてきた時代背景を知ることも重要です。戦前生まれの高齢者が育ってきた環境は、いまとは大きく異なることを改めて確認しておきましょう。

現在は当たり前のように水道を使用しています。しかし、80代以上の、とくに地方で育った人たちの子ども時代に水道が引かれていることは稀で、小川の水や井戸を使うことが多かったのです。1887年に近代水道が横浜で初めて完成し、湾岸都市で広がっていきましたが、1960年で普及率は50%を超える程度です。お風呂は棒や木を燃料として焚いていて、毎日入れる人はわずかでした。

戦時中は当然ながら食糧も十分ではなく、質素に暮らしてきた人がほとんどでしょう。学校制度は、現在のような6・3・3・4制ではなく、教育改革が繰り返されてきました。1900年に尋常小学校が4年に統一されて義務制となり、授業料が無償化されました。1905年には、小学校への就学率は95%を超えていたそうです。その後、1907年に尋常小学校および義務教育年限が6年に延長されました。

太平洋戦争が始まる1941年になると、国民学校令が公布され、国民学校は初等科6年、高等科2年となりました。義務教育年限は高等科までの8年と定められましたが、戦時非常措置によりその実施は延期されました。

現在の高校進学率は98%ですが、1950年では42・5%でした。つまり、当時は高校へ進学する人よりも進学しない人のほうが多かったのです。ほとんどの人が高校へ進学するという現在の私たちの環境とは大きく異なります。その間、戦争を体験していますので、想像を絶するつらい体験をしている人がほとんどです。戦争体験はつらすぎて家族にも話さず、堅く口を閉ざしてきた人も多いといいます。何も話さないからといって、その人につらい体験がないということではありません。戦争を体験した世代の方々は、みな悲しくつらい体験をしていると思って接したほうがよいのです。

先生を立てる姿勢

現在、小学校の先生と児童、中学校の先生と生徒は、友人同士のような言葉づかいで会話をしています。しかし、高齢者の小学校時代はまったく違いました。

当時は、「三尺下がって師の影を踏まず」という教育がされていました。この言葉は、「先生のあとについて歩くときは、弟子は三尺くらい離れて歩きなさい。先生の影を踏まないようにしなければなりません。影さえも踏んではいけないのです」という意味です。

一尺は30・3㎝ですから、三尺は約90㎝です。90㎝離れて歩き、先生に対する礼儀を失わないように心がけるべきであるという戒めとして使われます。このような教育を受けた高齢者は、「先生」と呼ばれる人のことを立てて接します。歯科医院の先生方に対しても、幼い頃の教えを守り、先生を立てている高齢者が多いはずです。疑問に思ったり、わからないことがあったりしても、先生に直接質問しない患者さんは、幼い頃の教えを守っている場合もあるのです。

言葉を翻訳する

しっかりとした教育を受けた高齢者は、誰に対しても謙虚で遠慮がちな姿勢の人が多いものです。謙虚な姿勢は、ともすると遠回しな言い回しになることがあり、うっかりその人の本音を聞き逃してしまうこともあります。遠慮がちな高齢者と接するときには、我慢している可能性があることを念頭において接することが大切です。

また、言葉の意味どおりに受け止めてしまうと、本音を受け止めることができずに、期待外れの応対となってしまいます。

時には、高齢者独特の言葉を私たちの言葉に翻訳することも必要です。

たとえば、「今日は賑やかですね」という言葉に、

「混んでいて座る場所がない」

「混雑している様子だが、予約時間どおりに診てもらえるかな」

「子どもがうるさく騒いでいてたまらない。補聴器に響いてつらい」

「患者が読んだ雑誌やおもちゃが散乱している。片づけてほしい」

といった思いが隠れていることがあるのです。「賑やか」という表現のなかに、やんわりと本音が隠されているのです。

また、「私は耳が遠くて」という言葉は、

「はっきり発音してほしい」

「こもった声で言わないでほしい」

「文字に書くなり、わかりやすく説明してほしい」

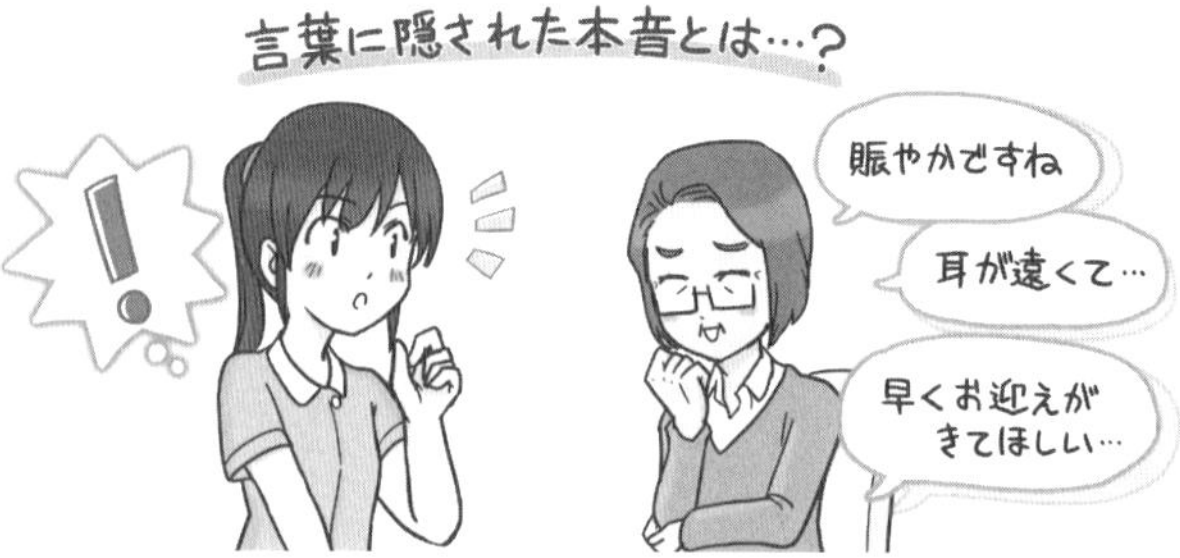
言葉に隠された本音とは…？
賑やかですね
耳が遠くて…
早くお迎えがきてほしい…

という翻訳が可能です。

「家族に相談してみないと」は、

「お金に余裕がない」

「家族がお金を出してくれると言えば治療ができるが……」

という意味が隠されています。

気が弱くなってきた高齢者がよく口にする「早くお迎えがきてほしい」は、「死んでしまいたい」という意味の表現ですが、そこには、

「もっと大事にしてほしい」

「生きている喜びを味わいたい」

「痛くて苦しい」

「誰かに気持ちをわかってほしい」

「こんな姿でいるのは恥ずかしい」

「尊厳ある生活がしたい」

といった心の叫びが込められていることが多いのです。「早くお迎えがきてほしい」という高齢者に対して、医療従事者が「大丈夫、すぐにきますよ」と言ってしまい、大きなトラブルになったという悲しい話もあります。

本音を隠した遠回しな表現を聞き逃さず、本音を感じ取ろうとする姿勢が、高齢者とのよりよい関係を築いていく推進力となることでしょう。

【参考文献】

1）国立教育政策研究所：我が国の学校教育制度の歴史について．2012．

2）水道技術研究センター（http://www.jwrc-net.or.jp/）

敬意が伝わる表現

医療従事者に対して、高齢者とその家族がどのような応対を望んでいるのか、どのような言葉づかいをすれば敬意が伝わるのか、考えてみましょう。

高齢者の思いを知る

高齢者は人生の大先輩であり、現在の日本を築き上げた功績のある方々です。高齢者は、感謝され、敬意をもって待遇されるべきだと思いますが、その高齢者が現在の日本で大切にされているかというと、必ずしもそうではないケースも見受けられます。

身近な例でいうと、電車の普通席はもちろんのこと、シルバーシートでさえ高齢者はなかなか座ることができません。ゆっくり歩いていると、当たり前のように突き飛ばされたり、怒鳴られたりという経験も耳にします。いわば邪魔者扱いされるのです。家族と暮らしていても、耳が遠い、価値観が違う、食事の好みが違うなどの理由で家族団らんのなかに入れてもらえず、孤独な思いをしている人も少なくありません。

若いころに周りから大切にされてきた人であればこの現状を嘆いているでしょうし、大切にされることが少なかった人でも、希望を見出すことができないでしょう。このような現状のなかで、高齢者が望む応対をしたら、心が救われると感じる高齢者がたくさんいることを、ぜひ知っていただきたいと思います。

家族が求める敬意

病院における高齢者対応を見ていると、高齢者に敬意をしっかり伝えている病院と、伝えていない病院があります。

先日、私より10歳ほど上の世代の方々と話す機会がありました。ちょうど親を介護している世代です。そこで全員の意見が一致したのは、「高齢者に敬意を払ってほしい」ということでした。自分の親が活躍していた姿、周りから尊敬されていた姿を間近で見てきたからこそ、「お口ぁーんして」「ブクブクしてね」などといった扱いを受け入れることはできない、悲しい、とのことでした。ある女性は、「病院の院長先生や理事長に接するように、きちんとした敬語を使って高齢の患者に接してほしい」と述べていました。

敬意を言葉で表す

敬意を言葉で表すというと、すぐに「敬語」を思い浮かべる方は多いのではないでしょうか。歯科衛生士の皆様は、敬語はもうすでに使い慣れていらっしゃると思います。「いる」を尊敬語で「いらっしゃる」と言い換えたり、謙譲語で「おる」と言い換えたりすることは、日常的に行っていることでしょう。

そこで本項では、クッション言葉と依頼表現についてお伝えします。

クッション言葉

クッション言葉は、高校までの学校教育では教えませんが、日常生活ではたいへん役に立つ表現です。ＮＨＫ学園の通信講座で敬語を学んでいる受講者からも、「クッション言葉の学習が、いちばん日常生活で役に立った」という声が数多く寄せられています。

クッション言葉とは、会話のクッション役をする表現で、依頼や断りの前置き表現として使われます。ストレートに依頼や断りを伝えるよりも、クッション言葉を加えると、こちら側の意向が相手にやわらかく届きます。高齢者は、いろいろな表現を知っていて、日常生活でも婉曲《えんきょく》表現を使っています。ですから、若い世代のスタッフがクッション言葉抜きで話をすると、「ぶっきらぼう」「無愛想」などと思い込んでしまう場合もあります。

たとえば、高齢者から引き受けられないような依頼を受けた場合、「無理です！」とあからさまに伝えると角が立ちます。そこでクッション言葉を使い、「○○さんのご依頼なのでお受けしたい気持ちはあるのですが、院内の規則で禁止されております」などと伝えれば、やわらかく相手に断りが伝わるでしょう。このように、いろいろな場面でクッション言葉は重宝するので、たくさん覚えて使いこなしてみましょう。

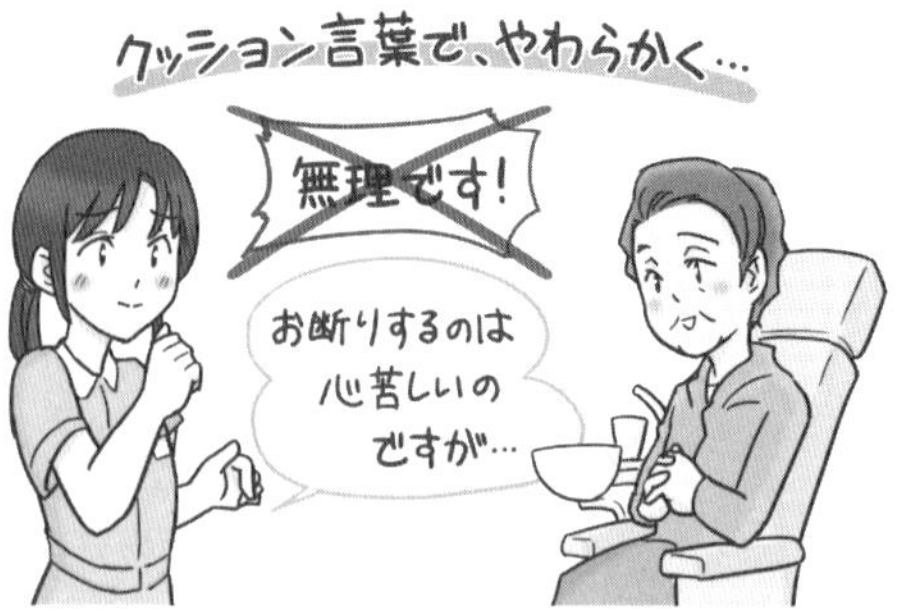
クッション言葉で、やわらかく…
無理です!
お断りするのは心苦しいのですが…

ここから、シーン別にクッション言葉を紹介していきます。

◎依頼するとき……「恐れ入りますが」「お手数をおかけいたしますが」「ご面倒でも」「お忙しいところ恐縮ですが」

◎質問するとき……「恐れ入りますが」「差し支えなければ」

◎断るとき……「お断りするのは心苦しいのですが」「お役に立ちたい気持ちでいっぱいなのですが」「私には荷が勝ちすぎますので」「安請け合いしてご迷惑をおかけしては」

◎確認するとき……「こちらの説明不足だったかもしれませんが」「言葉が足りなかったかもしれま

せんが」「行き違いがあったかもしれませんが」

これらの言い回しを口に出して練習しておくと、咄嗟《とっさ》のときに口ごもることがなくなります。

依頼表現

次に、依頼表現についてお伝えします。

接遇教育の進んでいる病院では、「患者さんに『〜してください』を使ってはいけません」という教育がなされています。「ください」が命令形だからという理由です。これは、ビジネスマナーを病院の接遇教育に当てはめているのです。しかし、ビジネスマナーを病院の接遇教育にそのまま当てはめるのは、少々違和感を覚えます。というのは、医療機関の場合、「ください」を使ったほうが自然な場合があるからです。

たとえば、「お大事になさっていただけますか」は不自然で、「お大事になさってください」のほうが自然です。同様に、「気をつけて帰っていただけますか?」は不自然です。

一方、「ください」から言い換えたほうがよい場合もあります。歯科医院側の都合で患者さんにお願いするときは、「ください」ではなく、「していただけますか？」のほうが患者さんを尊重した表現になります。

「こちらの用紙に記入してください」

「変更があるときは連絡してください」

は、命令しているように受け取られますので、依頼表現を使い、

「こちらの用紙にご記入いただけますか？」

「変更があるときはご連絡いただけますか？」

と患者さんの意向を尋ねる形にしたほうが、敬意を伝えることができます。

クッション言葉＋依頼表現は、今後ますます医療現場で使われていくと思います。高齢の患者さんの心にやさしく届く表現だからです。

聞いていることが伝わるように聞く

本章では、〝高齢者に伝わるコミュニケーション〟について解説させていただきました。また、本項では、共感していることを伝えるのに役立つ、〝SOLER〟という技法についてお伝えします。

高齢者の不安・嘆き

先日、高齢者が道端で立ち話をしていました。

「国は年寄りに早く死ねって言っているんだよ」

「まったくそのとおりだよ」

「病院の先生まで、『年寄りは早く死んだほうがいい』って国が考えているって言うんだよ」

と口々に言っていました。年金の受給額が減り、消費税増税で生活が苦しくなっていることを嘆いているようです。弱い立場になったときこそ温かく接してほしいと思うのが人情ですが、その反対のことが行われていると感じている高齢者も少なくないようです。

高齢者が不安や嘆きを抱えていることを踏まえ、高齢者の話を、意識してやさしい雰囲気で、ゆったりと聞いていただきたいと思います。それが実行できれば、

「あなたが聞いてくれたから、安心して治療を受けられた」

「あなたに担当してもらってよかった」

と、心から感謝されることでしょう。

聞いていることが伝わるように

それでは、高齢者が話しているとき、どのように聞けばよいのでしょうか。どのように聞けば、安心感を与えられるのでしょうか。私は、「聞いていることが伝わるように聞く」ことをおすすめしています。

最近はPCの画面ばかりを見て、患者さんの顔を見ずに問診する医師が増えていることが問題となっています。ある大学病院では、患者さんからのクレームを受けて、PCを見ながらの問診は禁止になったそうです。患者さんの話を聞かずに問診できるはずはありませんので、医師は患者さんの話を聞いているのです。しかし、聞いていることが伝わらなければ、患者さんは「聞いていない」と感じ、不満や不安を抱くのです。聞いていることが伝わるように聞く、そのお手本はカウンセリングの技法にあります。ジェラード・イーガンが提唱しているSOLERという技法を紹介しましょう[1)]。この技法は、カウンセリングで使われているほか、高齢者を相手にする介護関係の仕事でも活用されています。

SOLERを活用しよう

SOLERとは、5つの言葉の頭文字で作った造語です。

Squarely…真正面に向き合う、深くかかわっていることを示す姿勢を取る

Open…開放的な姿勢を取る
Lean…相手のほうに上体を乗り出すようにする
Eye contact…視線をよく合わせる
Relaxed…適度にリラックスしている

それでは、SOLERの「S」から順番に、私の考えをつけ加えていきます。

まずは「S」、真正面に向き合うとは、心の姿勢を表現しています。患者さんのなかには、真正面から向き合うよりも、斜めに座ったほうが話しやすい人もいますので、患者さんの様子を確認しながら位置を調整します。この際の距離ですが、あまり近すぎると圧迫感がありますので、両者に心地よい距離を探します。

「O」は、腕組み、足組みをしないということで、これは誰でも実行していることでしょう。さらにワンランク上の態度として、両膝を合わせて聞くことをおすすめしています。セミナーで、「両膝を合わせてください」とお伝えすると、そのときはくっつくのですが、すぐに広げてしまう人が多いのです。高齢者は「女性は膝をつけて腰かける」と教育されてきましたから、膝を開くと「お行儀がよくない」という印象を与えます。膝を合わせて座っていることで、安心感を与えましょう。

「L」は前のめり、前傾姿勢で聞くことで、「あなたの話に興味があります」というメッセージを伝えます。

「E」のアイコンタクトはとても重要で、目で通じ合うのは魅力的なものです。しかし、見つめすぎると圧迫感を与えますので、二者間の会話では、会話時間の半分程度、アイコンタクトをとるようにするのが理想です。メモをとりながら聞く場合などは、要所、要所で必ずバチンとアイコンタクトをしてみましょう。

「R」はリラックスですが、リラックスしているように見え、なおかつきちんと見える座り方を紹介します。イスに浅くかけ、おしりを突き出して座り、次におなかを突き出します。すると、腰骨が立った状態になります。腰骨が立つと肩の力が抜け、美しい座り姿となります。これを行いますと、本当に美しい座り姿に変身し、信頼できる人という印象に変わります。

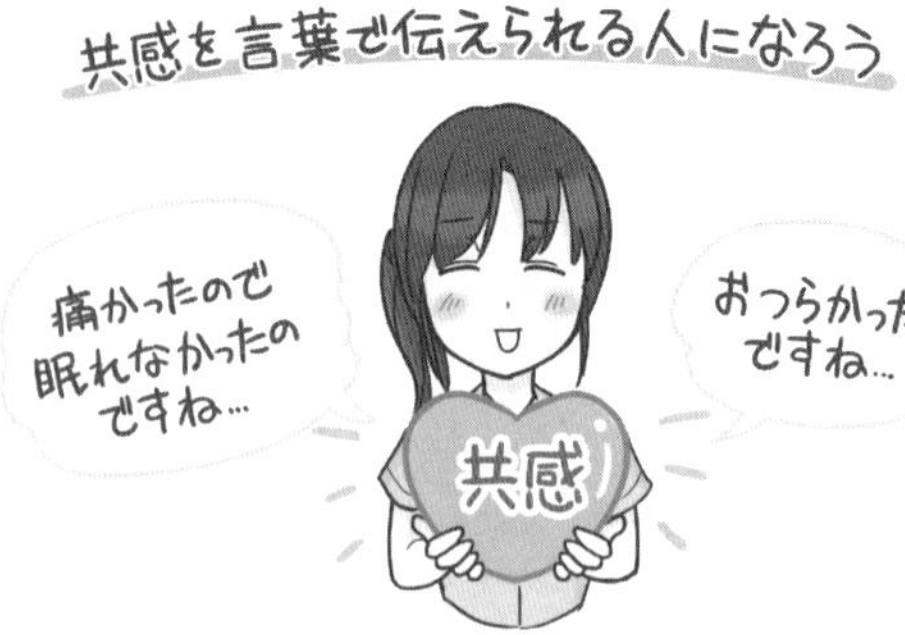
共感を言葉で伝えられる人になろう
痛かったので
眠れなかったの
ですね…
おつらかった
ですね…
共感

共感を伝える

人には、人と親しくなりたい、認めてほしいという欲求があります。その欲求を満たす1つの方法が、共感を伝えることです。

患者さんの気持ちに共感するとは、一緒に泣いたり、怒ったりすることではなく、泣きたい気持ち、怒りたい気持ちを理解したことを伝えることです。忙しくて時間がないときは、キーワードを繰り返すだけでもよいのです。

また、少し時間があれば、「ので」を使った表現がおすすめです。「ので」話法を使うと、より満足感が高くなります。「痛くて眠れなかったよ」と言われたとき、「痛かったので眠れなかったのですね」と繰り返すだけでも、患者さんは「ちゃんとわかってくれた」「きちんと受け止めてくれた」と感じるのです。

さらに、患者さんが口にしない気持ちを感じ取り、

「おつらかったですね」

「我慢なさったのですね」

と伝えれば、「気持ちがわかるやさしい人だ」という印象を与えることができます。

患者さんが話している内容と、患者さんが感じている気持ちをしっかりと捉え、共感を伝えてみましょう。心の中で共感していても、それが伝わらなければ意味がありません。共感を伝えてくれる人を、人は信頼するのです。高齢者の話を共感を示しながら聞き、強固な信頼関係を築いてくださることを心よりお祈りしております。

【参考文献】 1）ジェラード・イーガン：熟練カウンセラーをめざすカウンセリング・テキスト．創元社，大阪，1998．

＊ 2章 ＊ Chapter 2

侮れないママたちの情報網

少子化が進む日本において、経営の面からも子どもを診ていく重要性が高まっています。そのような現状のなか、ほんの少しの対応のミスが保護者間で拡散するリスクは見逃せません。

活躍する歯科衛生士、その一方で……

近年、口腔内の健康が全身の健康に影響を及ぼすことが広く知られるようになり、歯科衛生士の皆様の活躍の場は広がりを見せています。病院や福祉施設での高齢者への処置はもちろん、手術前の患者さんに対する処置、ＩＣＵ（集中治療室）に入っている患者さんへの処置など、多くの現場で歯科衛生士の存在が求められています。

一方、歯科医院は格差が広がっているといわれます。厚生労働省の医療施設動態調査によると、２０１２年10月～２０１３年９月までの１年間に廃業した歯科医院は１，４０５施設でした（２０１５年現在の歯科医院数は６８，７１７施設）。廃業にはさまざまな理由がありますが、歯科医院数が増えすぎて過当競争に陥っていることも一因だと考えられています。

10万人あたりの歯科医院数の全国平均は54施設ですが、都市部ではその平均を大きく上回ります。競争が激しいといわれる大阪府では、10万人に対して62施設、東京都では80施設にのぼります。

よく〝コンビニエンスストアの数より歯科医院の数のほうが多い〟などと言われますが、都内では実際にコンビニエンスストアの４倍以上の数の歯科医院が競合している地域があります。

このような状況のなか、たくさんの患者さんが来院し、予約がなかなか取れない歯科医院と、患者さんがほとんど来ない歯科医院の二極化が進んでいるのです。

子どもの患者の重要性

こうした厳しい現状のなかで、子どもの患者さんをしっかりと受け入れることは、経営の面からも大きな意味があります。子どもに来院してもらい、治療や予防を継続してもらうことは、将来的な経営の安定に繋がります。

厚生労働省の人口動態統計の年間推計によると、2014年の出生数は、約100万1,000人でした。子どもの数は減っていく一方であることが予想されますから、今後、一人ひとりの子どもとしっかりとした信頼関係を築いていくことが、より重要になります。

子どものころから信頼関係を築いている方は、成人後も継続して来てくれる可能性が高いと思われます。また、子どもには周りの人を連れてくる力があります。信頼を得ることができれば、その子どもだけではなく、その子どもの両親、その子どもの友だち、友だちの家族へと、来院の輪は繋がっていきます。

ママ友の口コミ

子どもを大切にすることは、将来の歯科医院の経営を支えていくことに繋がるだけではなく、もう一点、大切な効果があります。それは、ママ友の口コミによる宣伝効果です。

核家族で暮らす新米ママたちは、身近に相談する相手がいないことが多く、不安な気持ちで子育てをしています。そのため、常に情報を求め、また積極的に発信する動きも見受けられます。

いまから十数年前、ママたちが情報ノートを自作するブームがありました。幼児ママ、小学生ママたちが、地域の情報を書き、回覧していくものです。内容を閲覧させてもらうと、さまざまな情報が記載されていました。なかでも病院、歯科医院情報は詳細に書かれていました。

「あの医院の○○先生は、子どもを雑に扱う」

「○○先生はやさしく声をかけて、子どもを泣かせない」

「○○医院が休診だったので△△医院に連れて行ったら、皮肉を言われた」

「待合室には『ゴルゴ13』しか置いていない。子どもに対する配慮がない。子どもが退屈して困った」

「○○歯科医院に連れて行ったら、抜かないで処置してくれた。他の歯科医院で抜くしかないと言われたのに、感激。抜くと言われたら○○歯科へ行ってみて」

など、ママに役立つ情報が満載でした。

これらは、ママたちにとっては有用な情報ですが、医院にとっては命取りの情報です。この情報ノートで高く評価されていた医院は、2時間待ち、3時間待ちが当たり前の状態となり、〝ダメ〟という烙印を押された医院は患者さんがどんどん減り、とうとう廃業してしまいました。口コミは恐ろしいものだと実感した体験です。

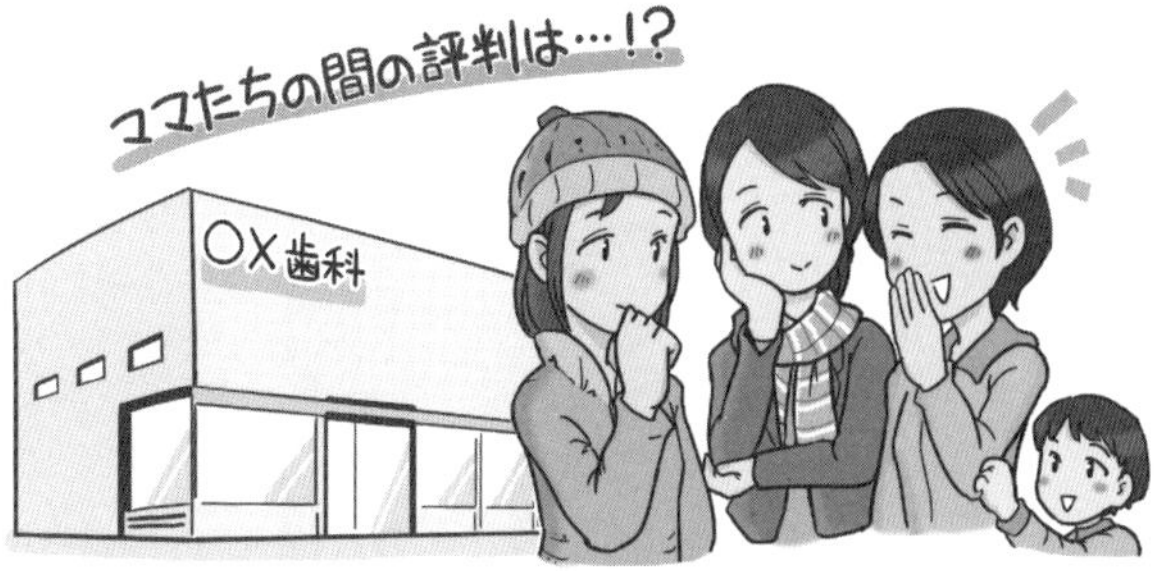

情報誌からSNSへ

当時は回覧で行われていた情報発信や情報の共有が、いまはLINEやFacebookなどのSNS（ソーシャル・ネットワーク・サービス）で行われています。インターネット上でも歯科医院の口コミサイトはありますが、そこでの情報を鵜呑みにする人は減っているのではないでしょうか。口コミサイトでは、報酬を支払って、よい口コミを書いてもらうステルスマーケティングが行われていることも知られるようになりました。そのため、インターネット上の情報よりも、ママ友や知人など顔見知りの発信する情報が信用されるのです。

情報が拡散するスピードも格段に早くなっています

から、一組の親子を不快にすると、あっという間にたくさんの患者さん予備軍が離れていってしまうおそれもあります。逆に、一組の親子を感動させる対応をすれば、その口コミも多くの人に発信されます。

たった一組の親子の後ろには、何十人、何百人の親子がいることを常に意識して、一人ひとりの子どもやその保護者に接することが求められる時代となっているのです。

【参考文献】

1）厚生労働省：医療施設動態調査．２０１５．(http://www.mhlw.go.jp/toukei/saikin/hw/iryosd/m15/is1508.html)

2）厚生労働省：人口動態統計の年間推計．２０１４．(http://www.mhlw.go.jp/toukei/saikin/hw/jinkou/suikei14/dl/honbun.pdf)

絵本を活用しよう

皆様は子どものときにどんな絵本を読みましたか？　絵本は子どもの心を摑むのに有効なツールです。本項では、歯科医院での絵本の活用とおすすめの絵本をご紹介します。

待合室は信頼の入口

小児歯科を専門にしている歯科医院や小児科では、子どもを迎えるためにさまざまな工夫をしています。そのひとつが待合室の整備です。待合室に子どもコーナーを設けている医院をよく見かけます。畳や絨毯《じゅうたん》が敷かれ、靴やスリッパを脱いで子どもがリラックスできるようになっていたり、絵本やおもちゃが集められていたりなど、キッズコーナーについてさまざまな工夫が見られます。一からキッズコーナーを設計して作るのは経費がかかりますが、カーテンやスリッパなどの小物を工夫するだけでも、子どもを大切にしていることを表現できます。

子ども用のスリッパは、すぐに用意できるものです。いろいろなキャラクターのスリッパを揃えておけば、子どもたちはワクワクしながらスリッパを選んでくれることでしょう。笑顔でスリッパに履き替えさせることができれば、第一関門突破です。

待合室の本が与える印象

前項で、『ゴルゴ13』しか置いていない歯科医院が、ママ友の間で話題になったと書きました。私もその医院に行ってみましたが、本当に『ゴルゴ13』ばかりで、他には男性向けの週刊誌が3冊置いてあるだけでした。「成人男性だけを対象とした医院なのかな」という印象をもちました。結局、ママたちは、他院に行ってしまいました。

置いてある雑誌にも、その医院の方針や、対象としている層が表れるものです。結果的に、この医院自体が患者さんの層を選んでいたともいえます。

子どもの患者さんを集めるとしたら、子どもを大切にしていることが保護者に伝わる待合室を整備したほうがよいでしょう。

おすすめの絵本

最も簡単に子どもを大切にしていることを伝えられるのは、絵本を置くことです。大人向けの絵本が人気を集めるなど、最近では絵本ブームといわれ、書店にはたくさんの絵本が置かれています。

なかでも人気なのは、飛び出ししかけ絵本です。どの絵本にも意外性があり躍動感があります。まずおすすめしたいのは、ロバート・サブダの『不思議の国のアリス』（大日本絵画）です。本の説明には、「『不思議の国のアリス』はロバート・サブダの作品群の中でもまさに驚くべき創作作品として、永く評価される最高傑作でしょう。限られた絵本の中でルイス・キャロルの原作により忠実に、工夫をこらした頁構成、ジョン・テニエルの絵心を見事に伝える中にも、螺鈿《らでん》をちりばめたような箔の効果を生かした、圧倒的であでやかな画面（中略）、頁をめくるたびに、わくわくドキドキと読者を魅了することでしょう」とあります。開いてみると、見事なしかけで夢の世界が広がり、〝パッ〟と明るい気持ちになり、絵本の世界に引き込まれます。少々値が張りますが、子どもたちに人気の絵本になると思います。

しかけ絵本以外では、ヒグチユウコの『せかいいちのねこ』（白泉社）も人気があります。本の説明には、「個性豊かな猫たちの姿も愛らしい絵本」とあります。子どもから大人まで楽しめる内容です。ロングセラーでおすすめなのは、松谷みよ子の『いないいないばあ』（童心社）です。1967年に出版されてから現在まで、長く愛され続けている本です。先日、書店で平積みされていてたいへん驚きました。読者の皆様も、小さいときに読んだ記憶があるのではないでしょうか。ママ世代、祖父母世代にとっても懐かしい絵本ですので、1冊置いておくと話題づくりにもなりそうです。その他、なかがわりえこ著・おおむらゆりこイラストの『ぐりとぐら』（福音館書店）、エリック＝カール『はらぺこあおむし』（偕成社）なども人気があります。

啓蒙的な歯に関する絵本に加え、夢のある絵本も用意しておくと、子どもの緊張感を

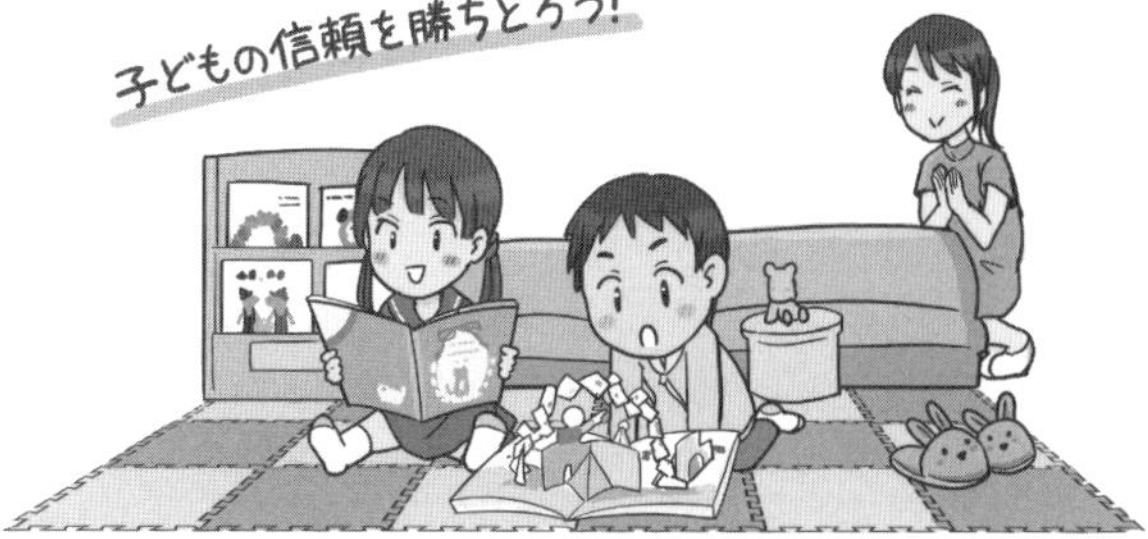

和らげることができます。治療に入る前に、担当者が短い絵本を読み聞かせることができれば、子どもをリラックスさせることもでき、子どもとの心の距離が近づきます。

恐怖の対象

子どものころ、どのような場所を怖いと感じましたか？　暗い場所や暗闇が怖くて仕方がなかった経験はありませんか？　暗い場所や暗闇が怖いというのも子どもの特徴です。子どもは年齢によって恐怖の対象が違うことが、心理学であきらかにされています（**表1**）。

歯科医院で働く皆様と関係する部分は、1〜2歳の「知らない人」、2〜4歳の「お面」、5〜8歳の「怖

表❶　年齢別の恐怖の対象（参考文献[1]より引用改変）

〜6ヵ月	つかまるところがない場所、大きな音
7ヵ月〜1歳	知らない顔、目の前に急にものが現れる状況
1〜2歳	両親がそばにいない状況、風呂、知らない人
2〜4歳	動物、暗闇、お面、夜の物音
5〜8歳	超自然的なもの、雷、怖い人、怪我
9〜12歳	マスコミで報道される事件や出来事、死

い人」あたりだと思います。「お面」というのは、皆様がいつも付けているマスクです。マスクで半分以上が覆われた顔は、子どもにとっては怖いものです。小顔の女性が前髪をおろしてマスクを付けていると、見えているのは目の周りだけとなります。まるで「お面」をつけているような表情のわからない顔は、子どもでなくても恐怖を感じます。

子どもが怖いと感じるものを極力取り除き、子どもの緊張感を和らげる〝絵本〟というツールを活用し、子どもとの心の距離を近づけてみましょう。

【参考文献】

1）フランソワ・ルロール，クリストフ・アンドレ，高野　優：感情力―自分をコントロールできる人できない人．紀伊國屋書店，東京，2005．

乳児期の子どもへの対応

現代の子どもを取り巻く環境が子ども自身を大きく変化させており、子どもの対応に戸惑う大人が増えているようです。本項では、1歳半前後の子どもたちについて考えてみます。

子守りはスマホ任せ？

最近、子どもへの対応に困っているという声を聞く機会が増えてきました。日常生活において子どもとの接触が減り、子どもとはどのようなものかを知る機会が減っていることが、原因のひとつと考えられます。また、大人がイメージする子ども像と、現実の子どもにギャップがあることも見逃せません。

私もギャップを実感したことがあります。

ある日、バスに乗っていると、1歳半ほどの子どもがぐずり始めました。するとお母さんは、すかさず子どもにスマートフォンを渡したのです。子どもはごく自然に受け取り、見事に指を滑らせて自分の写真を次から次へと見ていました。少しずつ表情が和らぎ、結果的にニコニコ顔でおとなしくなりました。

またあるとき、レストランで若い母親3人と1～2歳くらいと思われる子ども3人、計6人のグループが隣の席に座りました。食事を済ませた子どもが食器で遊び始めると、母親たちは一斉にスマートフォンを子どもに渡したのです。子どもたちはすぐにゲームを始めておとなしくなり、母親たちは会話を楽しんでいました。

日本小児科医会が「スマホに子守りをさせないで」[1]と啓発していることからも、その危険性が危惧されます。

新しい子育ての方法やアイデアが、テレビやインターネット、口コミなどを通じて広まり、子育ても以前とは様変わりしています。いまの子どもがどのように育てられているのかを改めて確認し、情報を更新していく必要がありそうです。

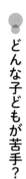

どんな子どもが苦手？

子どもへの対応に困っているのは、歯科医院も例外ではありません。
歯科医院で働く方々に「どんな子どもが苦手ですか？」と尋ねてみたところ、いろいろな回答が返ってきました。なかでも複数回答だったのは、

「うるさい子どもが苦手」
「大きな声を出す子どもが苦手」
「落ち着きのない子どもが苦手」
「理屈を言う子どもが苦手」
「わがままな子どもが苦手」
「柔軟性のない子どもが苦手」
「態度が大きい子どもが苦手」

などです。さまざまなタイプ、さまざまな年齢層の子どもの対応に苦慮している様子が

うかがえます。

子どもの区分

一口に子どもといっても、さまざまな区分方法があります。それは分野ごとに違い、法務省、厚生労働省、文部科学省ではそれぞれ異なる区分を使用しています。

法務省では、満20歳に満たない者を「少年」とし、満20歳以上の者を「成人」としています。

厚生労働省では、1歳未満を「乳児」とし、満1歳から小学校就学の始期までを「幼児」、小学校就学の始期から満18歳までを「少年」としています。

文部科学省では、幼児(幼稚園)、児童(小学校)、生徒(中学校、高等学校)、学生(高等専門学校、短期大学、大学、大学院)と区分しています。また、発達心理学では、生後4週間までを「新生児期」、1歳半までを「乳児期」、1歳半から小学校入学までを「幼児期」、小学校終了までを「児童期」としています。そして、それ以降は、青年期、成人期、老年期と区分しています。

本項では、発達心理分野の区分[2)]に即して対応を考察します。

乳児期の特徴と対応

1歳半健診に歯科健診がありますので、乳児期（生後5週間〜1歳半）の子どもと触れ合う経験はおもちだと思いますが、簡単におさらいしておきましょう。

生後6ヵ月で下顎の前歯が生えると、離乳食を与え始める家庭が多いようです。おかゆや野菜をすり潰したものから始めますが、市販の離乳食を利用している家庭もあります。離乳は個人差があり、3歳くらいまで授乳している家庭もあります。またこのころは、言語コミュニケーションが充実していく時期でもあります。

1歳前後になると、ほしい物に手を伸ばしながら、大人の顔を見て取ってほしいことを訴える力がついてきます。親しい相手、接触したい相手に対して、物を指しながら知らせることもあります。やがて、接触したい相手に対して、ボールやおもちゃなど自分

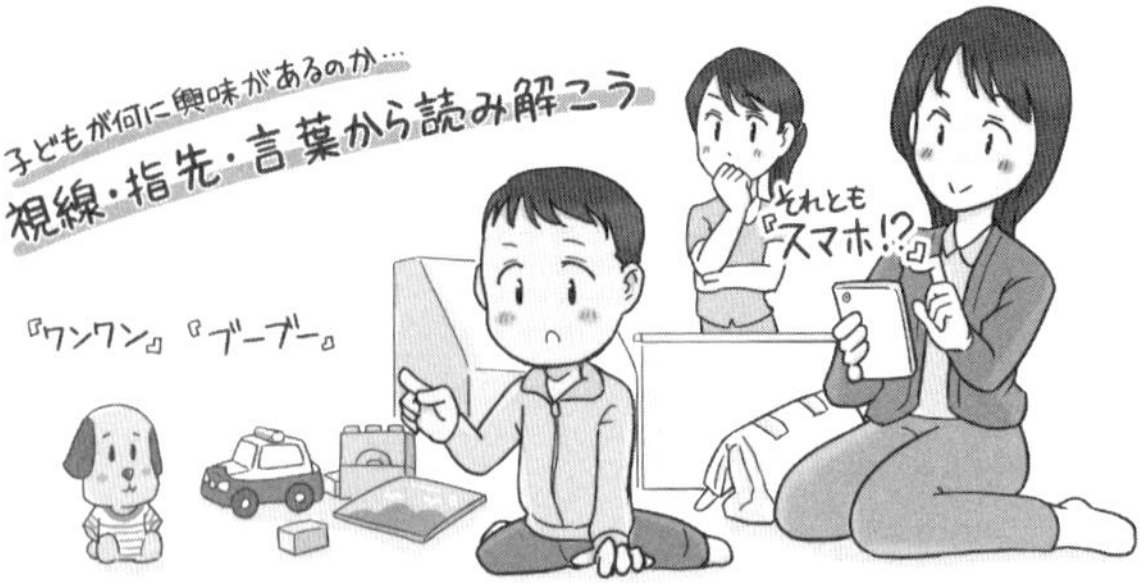
子どもが何に興味があるのか…
視線・指先・言葉から読み解こう
『ワンワン』『ブーブー』
それとも『スマホ!?』

の興味があるものを手渡すようになります[3)]。

個人差はありますが、子どもによっては1歳になると、食べ物を見て「マンマ」と言ったり、車を見て「ブーブー」と言ったりするようになります。そして、1歳半になると、二語を繋げて話すようになります。

「ママ、ミルク」（ママ、ミルクちょうだい）
「ママ、ブーブー」（ママ、車が走っているよ）

などの言葉が出てきて、会話が楽しくなってきます。このころから語彙が急速に増え、意思の疎通がしやすくなっていきます。

歯科医院に来院した子どもが何に興味をもっているかは、その子の視線の動きや手にするおもちゃ、発する言葉によって把握することができます。たとえば「ブーブー」と言ったら車に興味があり、「ワンワン」と口にするなら動物に興味があるのです。その興味がある言葉を繰り返して、「ブーブーがあるね」、「ワンワンかわいいね」などと話すと、その場を共有したという満足感が子どもに残ります。乳幼児とのコミュニケーションの際に覚えておきたいテクニックだと思います。

【参考文献】

1) 日本小児科医会HP：スマホに子守りをさせないで．http://jpa.umin.jp/download/update/sumaho2.pdf
2) 子安増生，田中俊也，南風原朝和，伊東裕司：教育心理学［第3版］．有斐閣，東京，2005．
3) 鹿取廣人：ことばの発達と認知の心理学．東京大学出版会，東京，2003．

言葉の発達に合わせた幼児への対応

幼稚園児や小学生のなかには、落ち着きがなく、大声で騒ぐ困った行動をする子どもがいます。〝言葉の発達〟に注目して対応を考えてみましょう。

落ち着きがないのが幼児期の特徴？

歯科医院で働く方々に、「どのような子どもが苦手ですか？」と質問すると、

「うるさい子ども」
「大きな声を出す子ども」
「落ち着きがない子ども」

といった答えが返ってきます。

公園や遊園地で、大きな声を出して保護者を呼んだり、笑ったり、はしゃいだりする

子どもの姿を見るのは微笑ましいものです。しかし、レストランや図書館、学校など、静かにするべきところや公共の場では事情が異なります。

私は、レストランで子どもが走り回っているのを見かけると、店員さんに「注意していただけませんか？」と聞いてみることにしています。するとどの店でも、店員さんからは「注意することはできません」という答えが返ってきます。子どもたちの遊び場と化した店内に耐えられなくなった大人の客は、店を去っていくと想像されます。

「なぜ注意できないのか」と問いただしたことはありませんが、「Twitter や Facebook などへの書き込みや、嫌がらせを恐れているのかもしれません。また、学校でも、教室や体育館を走り回って騒いでいる児童の対応に、先生方が苦慮していると聞きます。

大きな声を出しながら走り回ったり、思いどおりにならないと癇癪を起こしたり、落ち着きがないのは、3歳未満の幼児の本来の姿だと認め、ある意味諦め、対策を練っていくしかないようです。

公共の場所で騒いでいても注意された経験がない親子もいますので、歯科医院においいて親子を注意するのは慎重にしたほうがよいでしょう。子どもは夢中になれるものがあれば落ち着きますので、積み木やブロック、飛び出す絵本を用意するなどの工夫をしましょう。

言語の発達と子どもの落ち着き

幼稚園は3歳児保育から始まりますが、3歳になると落ち着く子どもが多いようです。落ち着く理由のひとつは、言葉の発達です。自分の伝えたいことを言葉で表現できるようになるため、暴れたり、叩いたりしなくてもよくなります。

言葉を獲得する速度には個人差があります。1歳半で100語以上言える子どももいる一方で、5語くらいしか言えない子どももいるそうですから、その差は大きいです。

言葉の発達は、子どもが生活する環境に大きく影響されます。両親や祖父母が1日に何度も話しかける環境であれば自然に言葉を覚えていきますが、ほとんど話しかけられる機会がなければ、なかなか言葉の発達は進みません。また、核家族の家庭でその子の兄や姉にとくに手がかかる場合、親が幼児に話しかける頻度も少なくなり、言葉の発達が遅くなるようです。ベテランの幼稚園の先生によると、兄や姉が活発で話し好きな場合、弟は言葉を発する機会も少なくなり、言葉の発達が遅れる場合が多いそうです。

子どもに話しかける機会が減る一方で、前項でお伝えしたように、日本小児科医会が「スマホに子守りをさせないで」と警鐘を鳴らすほど、子どもとwebメディアとの接触の時間は増加しています。言葉の発達への影響が危惧されます。なお、一般的に男児のほうが言葉の発達が遅いことが知られています。

このように環境によって発達も左右されますから、「3歳ならこのくらい話せるだろう」と想像していても、上手に話せない子どももいます。言葉で伝えられないぶん、2歳児と同じようにイライラしたり、物にあたったり、小さい子を叩いたりする子どももいます。

3歳児とは会話を楽しむ

前述のように個人差はあるのですが、3歳ごろになると、「おかあさんとおとうさんと公園に行ったよ。サッカーしたよ」などと複数の文章を繋げて文を作ったり、出来事を説明したりできるようになります。

院内で子どもが話しかけてきたときに、「あっそ」、「ふーん」と聞き流すと、子どもはがっかりします。その様子を見ている保護者も

「スタッフは子どもが嫌いなのかな」

「子どもが好きじゃないのかな」

と不安になってしまいます。

子どもが話しかけてきたら、同じ目の高さになるように姿勢を低くし、できればマスクを外して、

「おかあさんとおとうさんと公園に行ったの？　いいね！　楽しかったでしょう？」

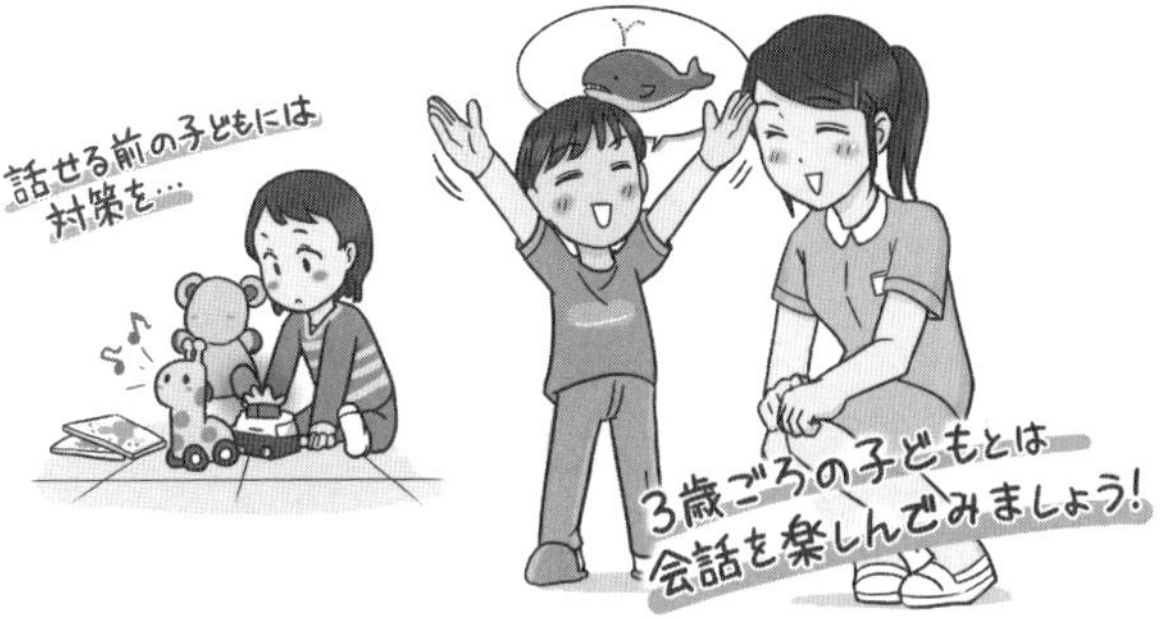
話せる前の子どもには
対策を…
3歳ごろの子どもとは
会話を楽しんでみましょう!

「サッカーできるの？　かっこいいね〜！」と子どもの話に興味を示してみてください。子どもの表情がキラッと輝くのを実感できると思います。そして、そのようなあなたの姿を見た保護者はとても安心して、あなたに子どもを任せようという気持ちになります。

3歳ごろになると、物事の原因に興味をもつようになりますから、「どうして？」という質問攻めに遭うかもしれません。時間の許すかぎり答えるようにし、答えにくいような質問であれば、「とってもおもしろい質問だから、次に来るときまでに答えを考えておくね。楽しみにしていてね」などと答えれば、来院の意欲向上にも繋がります。

無口な子どもであれば、

「それかっこいいね」

「それかわいいね」

などと興味を示すことにより、話を引き出すこともできます。もしくは、

「サッカーをしたことはある？」

「ブランコと滑り台どっちが好き？」

など、ＹＥＳ・ＮＯで簡単に答えられる質問を投げかけるのも効果的です。

子どもが好きであることが伝わるような応対をしてみると、子どもからの反応も返ってくることでしょう。


【参考文献】

1）櫻井茂男，濱口佳和，向井隆代：子どものこころ――児童心理学入門 新版．有斐閣，東京，２０１４．
2）日本小児科医会ＨＰ：スマホに子守りをさせないで．http://jpa.umin.jp/download/update/sumaho2.pdf

騒いでしまう子どもへのアプローチ方法

騒いでしまう子どもへの対応は、頭の痛い問題です。親が見ている前では、注意の仕方にも気を遣います。角を立てずにアプローチする方法について考えてみましょう。

幼児期の後期は落ち着く子どもが多い

一般的に、3歳までは落ち着きがない子どもも、4歳になると周りが驚くほど落ち着くようになり、5歳になると見違えるようにしっかりしてきます。こちらの言うことを聞く態度ができてきますし、理解することもできるようになります。ずっと落ち着きがない状態が続くと思うと気が重くなってしまいますが、誕生日を境にぐんと成長する子どもや、ゆっくり成長していく子どももいますので、長い目で見て、工夫しながら接していきましょう。

騒いでしまう子どもがいたらどうする？

騒いでしまう子どもに対して、最前線で頑張っているスタッフの皆様は、どのような働きかけをしているのでしょうか。

さまざまな歯科医院で「騒いでしまう子どもがいたらどのように対処していますか？」という質問をし、回答を得ました。すると、子どもに直接言葉で注意するという回答はなく、保護者に対する働きかけや子どもに対する非言語の働きかけが目立ちました。具体的には、

「保護者に注意する」
「親に対して子どもを静かにさせるように注意する」
「子どもをじっと見つめる」
「子どもが気がつくまで見る」
「子どもをにらみつける」

といった回答が並び、直接言葉に出して注意することの難しさやためらいが感じられました。

前項でもお伝えしたとおり、レストランや公共の場で騒いでいても、保護者も子どもも注意された経験は少ないことが推察されます。そのため、歯科医院で厳しく注意すると保護者が驚いたり、反感をもったりする危険性があります。騒いでいる子どもを「見つめる」というのは、そうした危険を回避するための工夫として行っているのだと思います。

話しかける際の下準備

子どもを見つめることで保護者が察し、子どもを静かにさせてくれればよいのですが、見つめていることにすら気がつかない保護者もいます。直接注意するのは、「嫌われても仕方がない」、「悪口を言われても仕方がない」という覚悟がないとなかなか難しいものです。

では、角を立てずに静かにしてもらうためには、どうしたらよいのでしょうか。

絵本やおもちゃを用意しておいても騒いでしまう場合には、直接話しかけてみる方法があります。注意するのではなく、話しかける方法です。保護者に対しては、「○○ちゃんと少しお話ししてもよろしいですか？」とやさしい笑顔で許可を得ます。許可を得たら、腰を落とし、子どもと同じ目線の高さで話します。マスクを外し、笑顔で、明るい声を出し、「○○ちゃん」、「○○くん」と名前を呼びます。名前を呼ぶと大半の子どもは注意を向けてくれます。名前を呼び、会えてうれしいという気持ちを言葉と表情で伝えます。

会話の実践例

下準備ができたら、いよいよ話しかけます。ここでは、私が実践している方法を2つ紹介します。

1．依頼する

静かにしてほしいことを遠回しに依頼します。

「○○ちゃん、こんにちは。今日は○○ちゃんに会えてうれしいな。○○ちゃん、ちょっとだけ力を貸してほしいんだけど、お願いできるかな？（ここでYESと言わせる）ありがとう。今日はね、耳が痛い痛いというおじさんがいるの。大きな声を聞くと耳が痛くなるんだって（自分の両耳を両手で触る）。それで、お姉さんたちもできるだけ口にチャックをしているの（手で自分の口を閉じる）。○○ちゃんも口を閉じておじさんを助けてあげてほしいの。お願いできる？」

というように、「力を貸してほしい」と依頼する方法です。

2．手伝ってもらう

「○○ちゃん、こんにちは。今日も元気だね。会えてうれしいな。元気な○○ちゃんにお願いがあるんだけど、この折り紙を折るのを手伝ってくれる？（ここでYESと言わせる）ありがとう。うれしいな。赤ちゃんにプレゼントしたいの。半分に折ってくれる

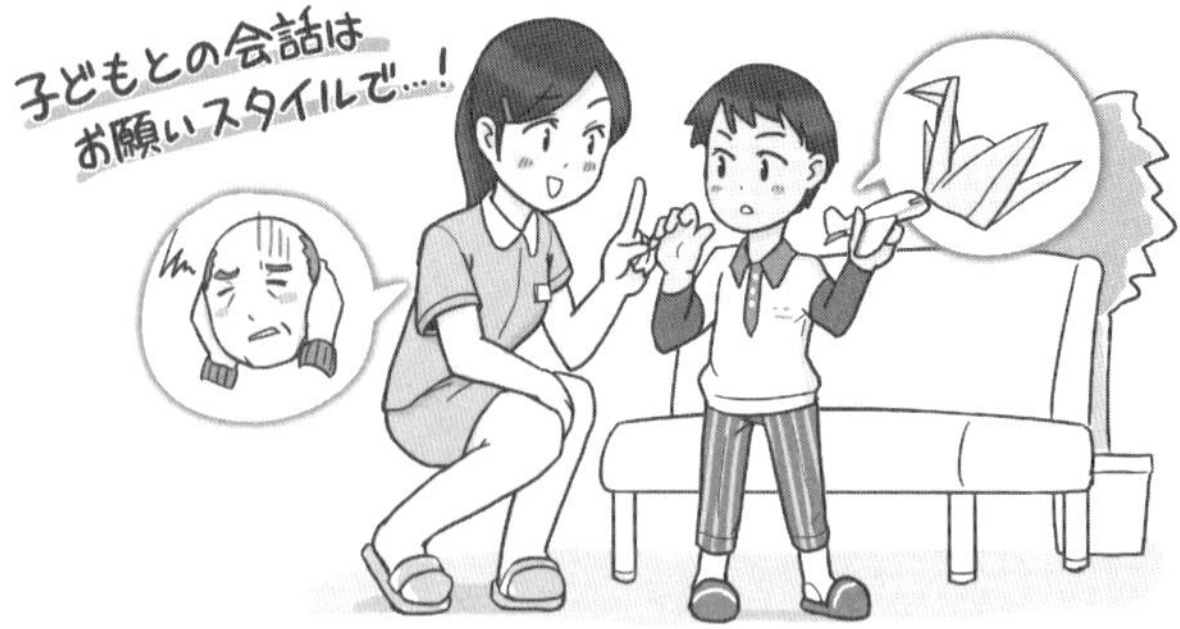

かな。ゆっくりでいいから、はじとはじを合わせて、きれいに折ってくれるかな。きれいに、きれいにお願いね」

など具体的に指示します。折り紙でなくても、塗り絵でもよいので、「おねえさんを手伝って」というスタイルを取ります。

「折り紙を折らせてあげる」、「塗り絵をさせてあげる」という姿勢ではなく、「手伝ってもらう」というスタイルをとることで、子どものやる気が高まります。子どもにも誰かの役に立ちたいという思いはありますし、役に立ったらうれしいという気持ちもあります。

子どもが「できたよ」と持ってきたら、腰を落とし、明るい笑顔と声で「ありがとう！　おねえさん、とっても助かりました。本当にありがとう！」と感謝の気持ちを伝えましょう。そして、保護者に対しても「今日は○○ちゃんが（静かにすることに）協力してくれたので助かりました。本当にありがとうございました」と伝えます。すると、子どもは胸を張って家路につくことができます。

褒められた記憶は、そのまま残る場合もありますし、はっきりとした記憶には残らない場合もあります。仮にはっきりと記憶に残らなくても、不快感が残るよりもずっとよいのです。

また、保護者に「あの歯科医院に連れて行ったら静かにしろと怒られた」、「外に出て待てと言われた」などと不満を抱かれるよりも、「あの歯科医院は子どもの扱いが上手だ」、「子どもの気持ちをよく知っている」と感じてもらったほうが関係を築きやすくなりますし、よい評判にも繋がるでしょう。

幼児に伝わりやすい話し方

幼児と会話する際は、使用する単語、一文の作り方、および発声方法に工夫が必要です。本項では幼児に伝わりやすい話し方について考えてみましょう。

幼児向けの話し方

幼児との接触の多い大人は、大人同士で話すときと、幼児と話すときとで異なる話し方をしています。幼児に対する独特の話し方は、Child Directed Speech（CDS：対幼児発話）と呼ばれます。このCDSは、単語の特徴、文の特徴、繰り返しの特徴、音声的特徴などがあることが指摘されています。

以下、単語の特徴、文の特徴、音声的特徴について触れていきます。

単語の特徴

乳幼児に対して使われる単語には、独特のものがあります。乳児のころでしたら、多くの家庭でご飯を「マンマ」、寝ることを「ネンネ」と教えます。他にも、車を「ブーブー」、犬を「ワンワン」と教えます。幼稚園に通うころになると、単語の選び方は家庭環境による差が生じてきますが、総じて「マンマ」のような乳児語は減っていきます。

幼児期には、幼児語を使ったコミュニケーションが盛んになります。歯科医院に関係する言葉の言い換えとしては、「よく噛んで食べてね」を「よくカミカミして食べてね」「モグモグして食べてね」と言い換えたり、「口を開けて」を「おくちをアーンして」に、「しっかり口をすすいでね」を「よくブクブクしてね」などがあります。

幼児語を使うか否かを含め、単語の選択は保護者によって異なります。保護者がどのような単語を使って話しかけているかをよく観察して、保護者の言葉に近い単語を使うと、幼児にも理解してもらいやすくなります。「カミカミ」「モグモグ」「アーン」「ブクブク」のほか、保護者が「おてて」「おめめ」「おみみ」「おくち」「おひざ」という幼児語を使っていたら、「手」「目」「耳」「口」「膝」と表現するよりも、保護者の表現を使ったほうが理解してもらいやすくなります。また、幼稚園や保育園では独特の単語が使われています。「お絵かき」「おカバン」「お机」「お片づけ」など、「お」をつけた言い方をしたり、「交換する」ことを「かえっこ」「こうかんこ」と言ったりします。

保護者が幼児語を使用しているかを観察し、保護者に合わせるように心がけていれば、幼児との会話が円滑になるでしょう。

文の特徴

幼児との接触の多い大人は、短い文で幼児に話しかけます。幼稚園の先生や保育園の先生のような幼児教育のプロは、短い文をはっきりと話します。短い文でないと幼児が理解できないからでしょう。幼児に話しかけるときには、単語の選び方に注意するとともに、一文（ワンセンテンス）の長さに注意する必要があります。

たとえば歯科医院で幼児に対して、「今日は治療をしてから歯磨きの練習をして、シール貼りをして、次の約束をして帰ります」というように、「して」が複数入る長い説明をすると、幼児は聞き取ることができなくなってしまいます。「して」を使って文を繋げる話し方は、話し手としては楽なので、最近は耳にする機会が増えたように思います。しかし、だらだらと長い説明を聞き続けるのは、大人にとっても負担に感じるものです。短く文を切ること、「～して～して」などと文を繋がないこと、一文の切れ目にはっきりと「間」を入れることがコツです。

「○○ちゃん、こんにちは。今日することをお話しします。今日は先生にお口の中を診てもらいます。名前を呼ぶまで待っていてくれますか？（依頼する話しかけ方法。前項参照）」などと、短い文に「間」をしっかりとって話すと伝わりやすくなります。

音声的特徴

幼児と話すとき、幼児教育のプロは、ゆっくりと大きな口を開け、高くて張りのある声で、抑揚のあるイントネーションで話しています。専門教育を受けていることに加え、その話し方のほうが子どもに伝わりやすいことを経験的に熟知しているからでしょう。

日常生活において子どもを相手にする機会が少ない方は、この話し方をご存じないかもしれません。耳にする機会がないと、なかなかイメージを掴むことが難しいものです。文字情報だけではイメージを掴むことは難しいのです。耳にする機会がない方には、幼児向けのテレビ番組やアニメが参考になります。まずは音声面に意識を向け、耳から学ぶことがポイントです。

私は、学生時代に子どもの教育にかかわるボランティアをしていましたが、誇張したイントネーションが苦手で、平板な話し方しかできませんでした。先輩からは、

「もっと明るく話して」

「もっと口を大きく開けて話して」

とアドバイスをもらいましたが、日常的に使ってきた平板なイントネーションを、すぐに改善することは難しかったのを覚えています。

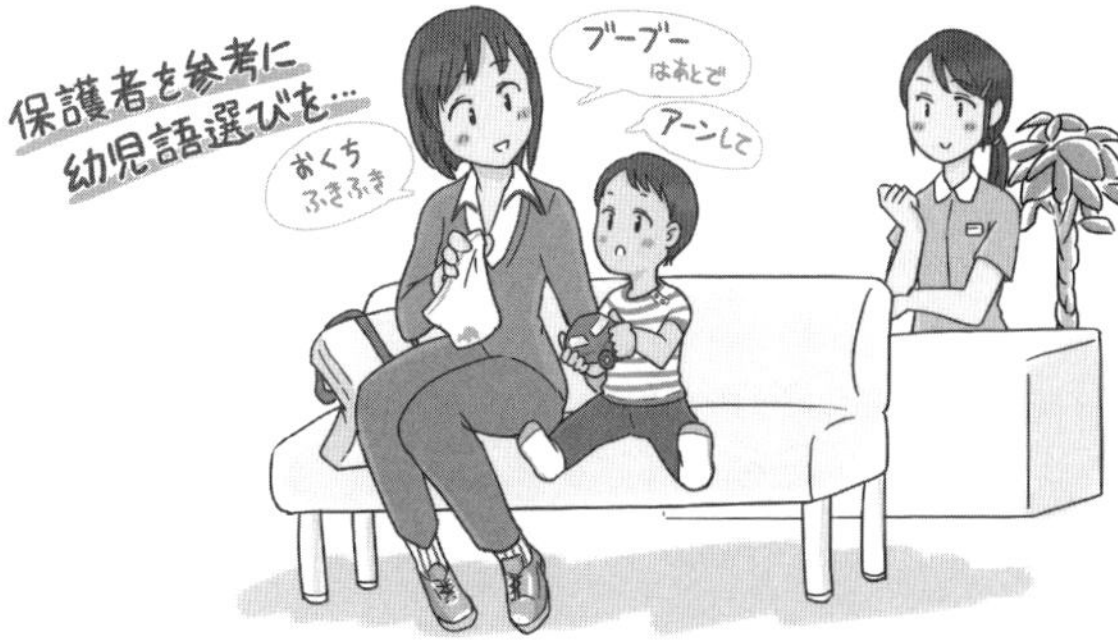
保護者を参考に
幼児語選びを…
おくち
ふきふき
ブーブー
はあとで
アーンして

効果的なイントネーションをすぐに身につけることは難しいと思いますが、ゆっくり話す、高く明るい声を出すことを意識することは、今日からできることです。早口の方は、「あ・い・う・え・お」の口の形を意識して、しっかり発音することを意識してみましょう。少しずつ上手にできるようになりますから、まずは幼児に伝わりやすい音声表現に興味をもつことがスタートです。

【参考文献】

1）小椋たみ子：言語獲得．言語心理学．海保博之（監），針生悦子（編），朝倉書店，東京，２００６．

就学前の子どもと打ち解けるコツ

幼稚園児、保育園児は、育った環境によってさまざまな個性をもちます。そうした子どもたちと打ち解けるために押さえておきたいコツについて、ご紹介します。

年中さん、年長さん

保育園や幼稚園では、4歳児を年中さん、5歳児を年長さんと呼びます。年中さん、年長さんと呼ばれることで、子どもにもその自覚が出てきます。年少さんから年中さんになると、お兄さん・お姉さんになった自覚が出てきます。登園を嫌がっていた子どもが、元気に登園するようになるケースもあります。そして、憧れの年長さんになれば、行動がより自覚的になり、最年長のお兄さん・お姉さんとして振る舞うようになります。

年中さんになると、大多数の子どもは、大人の言っていることを落ち着いて聞き、理解できるようになります。

幼児が育つ環境

ただ、ここで注意しなければならないのは、教育による個人差です。家庭教育はもちろん、園によって教育方針が大きく異なります。育った環境が異なれば、言葉や行動、経験に違いが出るのは当然です。どのように教育が違うのか、実例を挙げてみましょう。

ある幼稚園では、上半身裸、裸足《はだし》で園内を遊ばせています。逆に裸足を禁止している園もあります。お揃いの靴下や制服の着用を義務づけている幼稚園もあります。学習面では、ひらがな、漢字、計算を学ばせている幼稚園もありますし、名前以外の字は意図的に書かせない幼稚園もあります。子どもに「静かにしなさい」「座りなさい」などの命令形を使わないよう先生方に徹底指導している幼稚園もありますし、厳しく叱る幼稚園もあります。これら両極端な例は、私が実際に見学したものです。こうした多様性は、幼児教育現場の特徴のひとつです。

このように、さまざまな環境で教育を受けている子どもが、歯科医院に来院するのです。さまざまな環境で育ってきていることを踏まえたうえで、子どもたちと接したほうがよいでしょう。

にっこりあいさつ

子どもが気持ちよく治療に入るための工夫をお伝えしていきます。小児歯科を専門にしている歯科医院では、ハード面でさまざまな工夫をしていますが、それには莫大な費用がかかります。そこで、費用をかけずに恐怖感を与えない方法について考えてみましょう。

これまでお伝えしてきたように、子どもに対してもあいさつは大切です。明るい表情、優しい声で話しかけます。

名前を呼ぶことも、信頼関係を築いていくうえで重要なポイントです。必ず腰を落とし、子どもと目線の高さを合わせます。マスクや前髪で隠れた顔は、子どもに恐怖感を与えるため、マスクを外し、「○○ちゃん、こんにちは。元気に来てくれてうれしいです。元気なお顔を見せてくれてありがとう」などとあいさつをします。子どもは少し照れたような顔をするかもしれませんが、「会えてうれしい」「ありがとう」というポジティブな言葉がけを心のなかで歓迎してくれます。無表情な子どもであっても、ポジティブな言葉がけは、少しずつ心の奥底に届いていくはずです。

また、子どもは自分と年の近い人に親近感をもちます。担当者と年齢差がある場合は、できるだけ若々しく振る舞うことがポイントです。口を大きく動かし、表情豊かに話しかければ、親しみを感じさせることができます。幼児向けテレビ番組の出演者の表情が参考になります。

短時間でもよいので遊ぶ

子どもは自分と遊んでくれる人を好きになるため、子どもと遊ぶ時間を少しでもとることが理想です。絵本の読み聞かせや、折り紙、塗り絵、あやとりなど、経費がほとんどかからない遊びはたくさんあります。時間やスペースがなければ、しりとりなどでも構いません。なぞなぞのように短い会話上の遊びでもよいのです。

まったく時間がない場合は、診察室への誘導の時間を使ってもよいでしょう。なぞなぞを出しておき、「後で答えを教えてあげるね」と言っておけばよいのです。いずれも楽しい雰囲気を演出します。

誠実な態度で説明する

定期健診であれば、子どもも抵抗感が少ないと思いますが、むし歯ができてしまい、治療が必要な場合は、治療の説明をしてみましょう。

年中さん、年長さんで、発達に問題がなければ、大人の話を落ち着いて聞くように教育が施されています。

「この話は年少さんには難しい話なんだけど、年中さんになったから説明するね」

「年長さんだから治療の説明をするね」

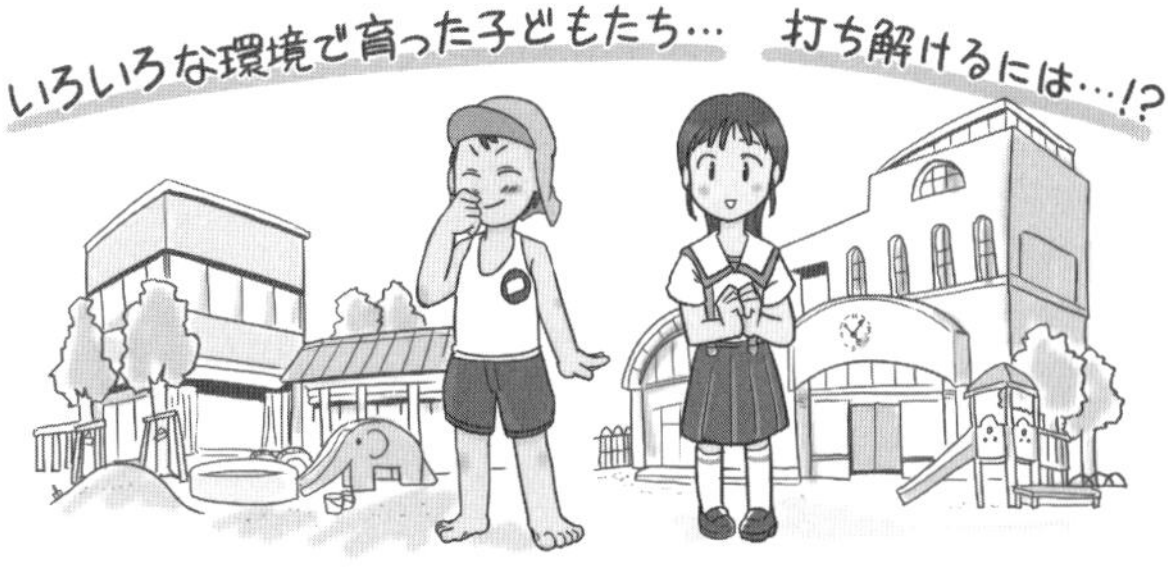
いろいろな環境で育った子どもたち…　打ち解けるには…!?

など、プライドに働きかける説明も有効です。

このとき、説明を省き、「痛くないよ」とだけ言って、すぐに治療に入るのは避けましょう。すぐに嘘だと子どもが感じるような、いわゆる「子どもだまし」は、子どもとの関係作りに悪影響を及ぼす危険性があります。

とくに「痛くないよ」と言われてから、痛い予防接種などを受けた経験がある子どもは、「痛くないよ」という言葉は嘘だと認識しているため、容易に信じてもらえません。一度でも「嘘をつかれた」と子どもが感じれば、次からその大人がする話を信じなくなるものです。むし歯の絵本やむし歯の絵など、視覚に訴えるもの（ただし、怖がらせすぎないもの）を用意し、見せながら説明すると理解しやすいでしょう。

何をされるのかわからないままユニットに座らされるのは、大人でも恐怖を感じます。

「きれいにするね」

「おそうじするね」

「むし歯菌とさよならしよう」

「むし歯菌にお昼寝してもらおう」

「むし歯菌に出て行ってもらおう」

など、いろいろな表現ができます。子どもにわかる言葉で、誠実な態度で説明することがポイントです。

小学生の〝いま〟を知る

いじめや貧困の問題からストレスを抱える子どもは少なくありません。現代の小学生がおかれている環境を知り、対応方法を考えてみましょう。

児童期

小学校入学から卒業までの間は、児童期と呼ばれます。児童期から本格的な集団生活が始まり、幼児期と比べてより多くのルールに従って行動することが求められるようになります。

3、4年生になると学校生活にも慣れ、仲間意識が生まれ、集団で行動するようになります。〝ギャングエイジ〟と呼ばれる時期です。学習内容の高度化により、学力に差が生じてくる時期でもあります。

5、6年生になると、下級生のお手本になるような行動が求められるようになります。学力的な個人差はさらに広がり、大人が読むような本を理解する子どもがいる一方で、3、4年生で学習につまずいたまま取り戻せない子どももいます。自分と他人を比べて、劣等感を抱くようになる時期です。

環境を理解する

ところで、皆様は小学生だったころのことを覚えていますか？

ほとんどの方は幼児期の記憶よりも、児童期の記憶のほうが残っているのではないでしょうか。日々の臨床において、自身の記憶をもとに小学生像をイメージし、「こんなふうに接すれば問題ないだろう」と思ってはいませんか？　記憶や経験を活かして子どもと接していくことはひとつの方法ですが、この手法には危険も孕《はら》んでいます。

気をつけるべきは、いまの小学生は、ひと昔前の小学生とは異なる環境にあるという理解です。子どもの貧困の問題、孤食（1人だけで食事を摂ること）の問題、家庭での教育力の低下、家族や友だちとのコミュニケーションの量の低下、学校内での暴力など、子どもを取り巻く環境は近年変化しています。

貧困家庭の増加

かつての日本は、「一億総中流社会」といわれていました。しかし、現在は多くの人が格差社会であることを自覚するようになり、子どもの貧困率が注目されるようになりました。平成26年度版「子ども・若者白書」（内閣府調べ）によると、子どもの相対的貧困率は上昇傾向にあり、就学援助を受けている小学生、中学生の割合も上昇が続いています。

マスメディアでも取り上げられていますが、経済的に恵まれない子どものなかには、1日1食、つまり給食だけに頼っている子どもたちもいます。ある先生は、「以前は、1日に1回温かいものを食べさせてくださいと保護者に頼んでいましたが、現在、それすらも無理なお願いとなってしまいました。いまは、週に1回、温かいものを食べさせてくださいと頼んでいます」と話しています。このように給食頼みの子どもをもつ家庭に対して、食材や食事を提供するNPO法人も出てきています。

私たち大人でも、空腹時にはイライラしたり、ささいなことで口喧嘩になることがあります。子どもの場合は、イライラに加え、慢性的な空腹は無気力を招き、将来に希望をもてなくなってしまうようです。歯科医院に来た小学生が問題行動を起こしたり、無気力なとき、その背景に貧困の問題が隠れているのかもしれません。

児童による暴力の増加

2016年4月に起きた小学4年生の男子児童が同級生に殴られ死亡した事件は、記憶に新しいところです。文部科学省による平成26年度「児童生徒の問題行動等生徒指導上の諸問題に関する調査」によると、中学校や高校での暴力行為が減少傾向にある一方で、小学校では4年連続で増加しています。平成26年度では前年度比572件増の1万1,468件と、過去最多を更新しています。

一般的に小学生は、のびのび楽しく、元気に過ごしているように想像しがちです。しかし、小学校の先生のなかには、

「学校に遊びに来ていると思わないでください。子どもは常に緊張状態で精神的にヘトヘトに疲れています」

「いつ、どこで仲間外れにされるかわからないので、仲よしグループに見えても子どもたちはいつもビクビクしています」

と訴える方もいます。

すぐに暴力をふるう、すぐにキレるなど、感情のコントロールが上手にできない子ども、それに振り回されたり、おびえたりしている子どもがいる現実を認識する必要があります。

明るく、やさしく

強いストレスに晒されている小学生には、どのように接すればよいのでしょうか。

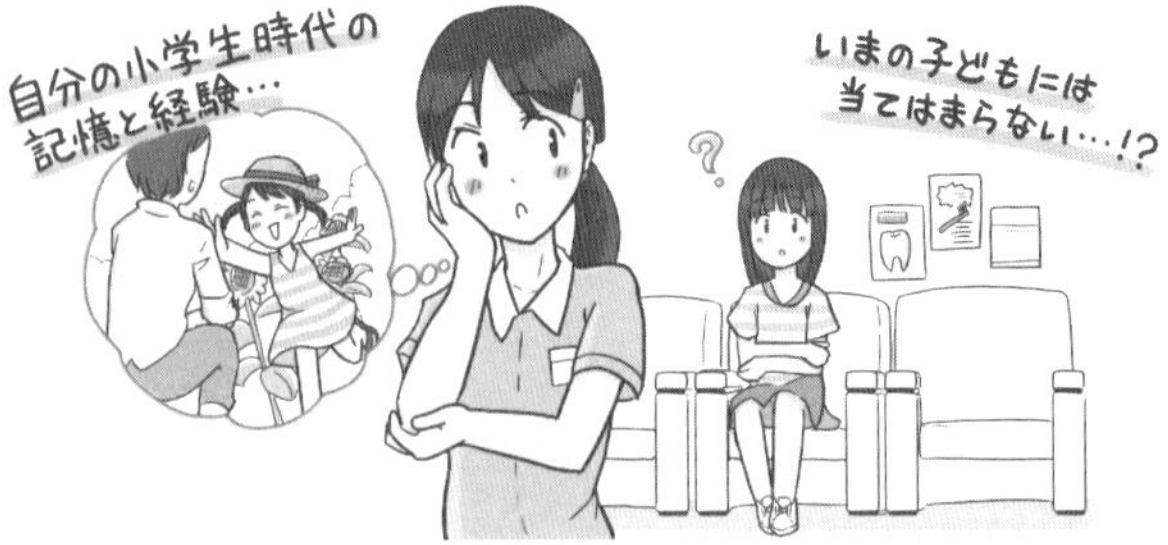
自分の小学生時代の
記憶と経験…
いまの子どもには
当てはまらない…!?

まず、このような実態を知っているだけでも、子どもに対する視線にやさしさが生まれてくるでしょう。放課後、気楽に歯科医院に通院しているのではなく、精神的に疲れた状態、あるいはストレスを溜め込んだ状態で来ていることを知っておくだけでも、接し方に違いが生まれることでしょう。

小学生に接するときは、小学生に慕われている学校の先生の言動が参考になります。慕われる先生は、面倒見がよくリーダーシップがあります。ことに小学生に対しては、面倒見のよさが求められます。歯科衛生士の皆様が小学生と良好な関係を築いていくうえで、リーダーシップとともに、面倒見のよさ、やさしさ、親切な態度が伝わるような言動を心がけると、心を開いてくれるでしょう。

疲れた心、満たされない心を癒やすようなやさしい眼差し、やさしい声、明るい笑顔で小学生の心をまるごと包む気持ちで接してみると、子どもも安心し、リラックスしてその場にいられるようになるでしょう。

【参考文献】

1) 内閣府：子ども・若者白書．2014．http://www8.cao.go.jp/youth/whitepaper/h26honpen/pdf_index.html
2) 文部科学省：児童生徒の問題行動等生徒指導上の諸問題に関する調査．2014．http://www.mext.go.jp/b_menu/houdou/27/09/__icsFiles/afieldfile/2015/10/07/1362012_1_1.pdf

思春期の子どもとの会話

思春期は多感な時期といわれ、精神的に不安定になりがちです。また、人と面と向かって会話する経験が少ない子どもも増えています。彼らとどのように会話すればよいのか、考えてみましょう。

思春期

思春期は、中学生の時期に相当します。男女とも急に身長が伸び、大人っぽい体つきになっていきます。中学入学のころは、母親より身長の低い男子も多いのですが、3年間でぐんぐん伸びていきます。

身体的変化は、男性ホルモンと女性ホルモンによってコントロールされます。ホルモンの急激な変化により、感情のコントロールが難しくなる時期でもあり、学校や家庭で感情をぶつける子どももいます。また、教師や保護者に対して反抗的な態度をとる子どももいます。この時期は、幼児の反抗期と区別するため、「第2反抗期」と呼ばれます。

子どもの急激な変化に戸惑い、手を焼く保護者もいます。保健室の先生のなかには、「子どもが本心で言っているのではない、ホルモンが言わせているのだと思ってやり過ごしてください。同じ次元で戦わないでください」と保護者に指導する先生もいます。その指導を受け、「ホルモンが言わせていると思えば、反抗的な態度も少しは我慢ができる」と納得する保護者もいます。

会話量の減少

孤食について前項で触れましたが、現代において毎日家族全員が食卓を囲むことができるのは、幸福な家庭でしょう。しかし、家族で食事をしていても、会話が少なく、家族それぞれ、テレビを見ながら、スマートフォンを触りながら、新聞を読みながら食事をする家庭も珍しくないようです。また、逆に食事中こそお説教のチャンスとばかりに、ずっとお説教をする親もいるようです。家族で楽しく会話をしながら食卓を囲むというのは、年々難しくなっているのかもしれません。

家族との会話は用件のみ、情報の共有のみとなり、そのうえ親以外の大人との会話も減っていますから、いまの中学生は、友だち以外との会話に慣れていません。その影響で、悪気はなくても、結果的に相手に失礼な言動をしてしまう場合もあります。どのような言い方が失礼なのかを知らないのです。一例として、私が耳にした会話を紹介します。

ある病院では、診察室と待合室がカーテンで仕切られているのみで、診察室の会話が待合室に聞こえてきます。その診察室で医師から説明を受けた中学生が、話し終えた医師に対して「で?」と聞き返していました。医師はしばらく無言でしたので、中学生の言葉に驚いて二の句が継げない状態だったのだと思います。また、「つまり?」と聞き返しているのも耳にしました。別の中学生が、「一体どうなっているんですか?」と聞いている場面にも遭遇しました。

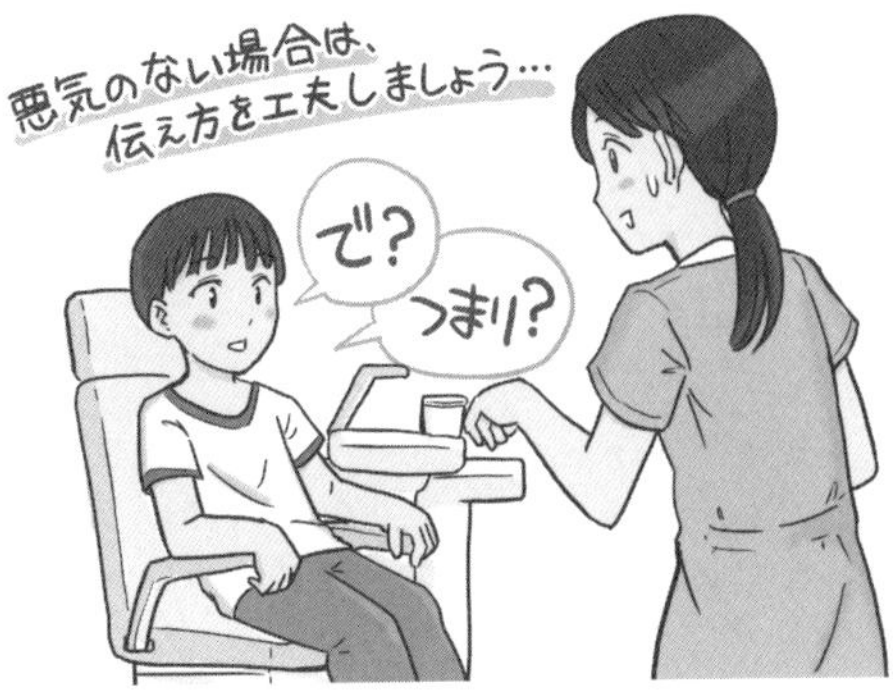
悪気のない場合は、
伝え方を工夫しましょう…
で？
つまり？

常識的な会話のルールを知っていれば、目上の人に「で？」「つまり？」「一体……」などの表現を使うことはありません。友だち同士の会話を大人に対してもしているのです。会話力のない中学生と話すのは骨が折れますが、歯科医院でいちから会話を教えるわけにもいきません。悪気がない場合は大目に見て、伝え方の工夫をしていきましょう。

中学生は大人扱い

「人は扱われたように振る舞う」といわれます。大人と同様の扱いをすれば、中学生でも大人に近い存在として、自覚をもって行動する可能性があります。「○○さん」とさん付けで呼び、「です」「ます」という最低限の丁寧語を使用して話すだけでも、これまでとは違う表情を見せてくれるでしょう。

彼らは子ども扱いを極端に嫌う時期ですから、その心理を推察してプライドに働きかけていきます。急に呼び方や話し方を変えることに抵抗がある場合には、「○○さん、中学生になって大人っぽくなりましたね。ちゃん付けが似合わなくなりましたね。これからは、○○さんと呼びますね」などと言っておけばよいでしょう。

筋道立てて説明する

大人扱いしていることを伝えるためにも、筋道を立てて説明してみましょう。ここでは、【タイトル】→【結論】→【詳細】→【まとめ】という順番で話す説明法を紹介します。

【タイトル】とはメールでいえば「件名」、新聞でいえば「見出し」です。まず、何について話すのかを最初に提示します。次に、話の【結論】を話します。そして、【詳細】

を話します。

この順番を守っていれば、聞き下手な中学生も理解しやすくなります。日常会話では、考えながら話したり、話しながら考えたりしますが、仕事上の説明については、考えてから話すことを習慣にしておくと、話が伝わりやすくなります。反抗的な中学生や理屈っぽい中学生も、筋道を立てて話していけば、理解の準備がしやすくなります。

中学生を否定的な感情にしやすい、わかりにくい話し方の例と、その改善案を**図1**に示します。

子ども扱いせず、冷静に理性に訴える話し方を心がけると、聞く耳をもってくれるでしょう。

【参考文献】

1) 吉川成司，関田一彦，鈎　治雄（編著）：はじめて学ぶ教育心理学．ミネルヴァ書房，京都，2010．
2) 櫻井茂男，濱口佳和，向井隆代（編）：子どものこころ　新版．有斐閣，東京，2014．

わかりにくい話し方の例

学校とか部活とかあって通院がたいへんかもしれないけど、ちゃんと通わないと後で取り返しがつかないことになるよ。ちゃんと通わないとだめだよ

↓

話し方の改善案

今後の治療計画について話します　**タイトル**

1週間に1度予約を取って
通ってください　**結論**

メリットは3つあります。
①定期的に通えば3週間で終了します
②お金と時間も少しで済みます
③すぐに治療を始めれば痛みがありません　**詳細**

受付で予約を取り、
1週間に1度通ってください。
きちんと通えば、3回で終了します　**まとめ**

図❶　わかりにくい話し方の例とその改善案

治療を嫌がる子どもへの対応

嫌がる子どもに治療をするのは、たいへんな労力を必要とします。本項では子どもの恐怖や不安を和らげ、円滑に治療を行うためのテクニックを紹介します。

泣く子と地頭には勝てぬ

小学校高学年以上になると、治療の意味を理解できるようになり、我慢する力も育ってきます。しかし、幼児から小学校低学年までの間は、多くの子どもが治療を嫌がります。泣き叫ぶ子どもをスタッフが押さえつけ、治療が終わったときには、スタッフも子どもも疲れ果て、そのうえ子どもは泣きじゃくっているという光景も珍しくありません。危険なうえに労力もかかり、また、質のよい治療ができないという理由で、あまりに暴れる子どもの治療を断る歯科医院もあると聞きます。

泣きじゃくって嫌がる子どもには、治療をしないというのも選択肢のひとつだと思います。しかし、早急に治療をしなければならない場合は、どうしたらよいのでしょうか。また、不安げな表情をしている子どもに、どのように接すればよいのでしょうか。

どんなときに不安を感じるか

まず、どんなときに私たち自身が不満を感じたり、不安になったりするのかを振り返ることが、嫌がる子どもを理解するヒントとなります。

私たちは自分に選ぶ権利がないとき、不満や不安を感じます。一方、選ぶ権利を保障されていることがわかれば、安心して前向きな考えをもつことができます。

大人でも、

「今日からすぐに（苦痛を伴う）治療を始めましょう」

「今日すぐに抜歯しましょう」

と言われるのと、

「できるだけ早く治療を始めたほうがよいと思いますが、ご都合もあるでしょうから、ゆっくり日程を決めてください。今日治療するのがベストな選択ですが……」

と言われるのでは、心の負担が大きく違います。早く治療を始めたほうがよいとわかっていても、心の準備もないまま強制的に進められると、恐怖や不安を感じてしまいます。自分で考えた結果、提示されたのと同じ日程を選んだとしても、それは自分の決断ですから、強制されたという感覚は生まれません。強制されたという感覚をもったまま治療を始めるよりも、不安は軽減します。

選択権があることをわかってもらう

選択権をもっているという認識が、不安を軽減させます。

では、子どもに対してはどのような取り組みが有効なのでしょうか。

まず、子どもに対しては、診察室に入る前の準備として、診察室に入る前からできるかぎり〝子ども自身に選ばせる〟という方法があります。選ばせることで選択権が子どもにあることを知らせておくのです。

たとえば、キャラクターのスリッパを用意しておいて選ばせたり、おもちゃ、絵本などを子どもに選ばせたりします。「ここでは自分で選べるんだ」ということを子どもに知らせるためです。そのうえで、治療時間や治療開始時間を選ばせます。「今日はゆっくり治す？　それとも早く終わらせる？」と聞いてみます。子どもは、早く終わらせるほうを選びます。

また、「あと何分経ったら治療を始める？　2分経ったら治療を始める？　5分経ったら治療を始める？」と聞いてみます。子どもは、治療開始まで長いほうの時間を選びます。

子どもは目先の利益を最優先しますから、特別なケースを除き、治療時間は短い時間を選び、治療開始までは長い時間を選びます。

歯科医院側の提示のなかから選ぶため、子どもに選ばせることによる歯科医院側の不利益は生じません。子どもの答えも予想できますから、時間管理に支障を来すこともありません。子どもは自分の意思で選んでいると感じますし、子どもなりに覚悟して診察室に入ることができます。

いつでもやめられることを伝える

大人であっても、いつでもやめられることを伝えられると安心するものです。たとえば、美容院でシャンプーするときなど、

「苦しかったらいつでもおっしゃってください」

「疲れたらいつでもおっしゃってください」

などと言われた経験があることと思います。「いつでもおっしゃってください」と言われていても「苦しい」、「疲れた」と伝えている客を見たことはありませんが、声をかけてもらうと安心していられるものです。

苦痛を自分の力でコントロールできること、いつでもやめられることがわかっていると、そうでない場合に比べて恐怖感が抑えられるからでしょう。これは多くの方が体験

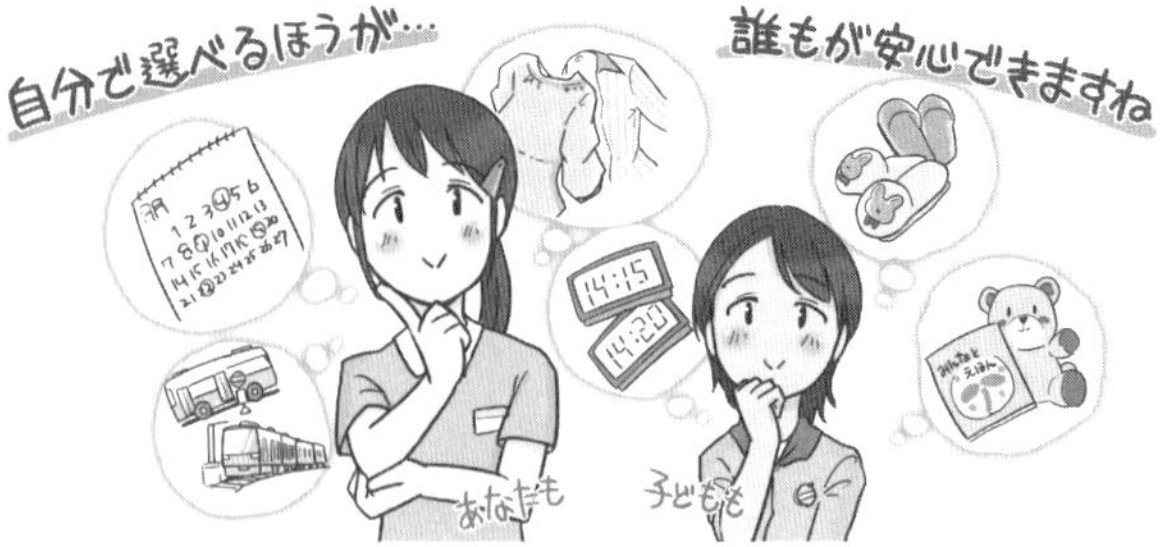
自分で選べるほうが…
誰もが安心できますね
あなたも
子どもも

的に知っていることでもあります。子どもも同じで、

「我慢できなくなったらいつでも言ってね」

「我慢できなくなったらいつでもお姉さんの手を握ってね」

と言っておくと、安心して治療を受けることができます。

好きなものを持たせる

子どもは、好きなものが身近にあるとリラックスできるものです。ふわふわのタオル、お気に入りのぬいぐるみなど、子どもが大事にしているお気に入りのものを持ってきてもらい、治療中に持たせるのも一案です。

その際は、お腹の上あたりに両手で持たせるとよいでしょう。これは、治療者の手を振り払うリスクを下げる意味もあります。もし振り払いそうな子どもであれば、スタッフが手を優しく繋ぐという方法もあります。ある歯科健診センターでは、保護者にチェアーの横に座ってもらい、優しく子どもの手を握ってもらうように依頼していました。子どもは肘を伸ばさないと保護者の手に触れることはできませんから、肘を伸ばして手を繋いでいました。これは、暴れたり、治療者の手を払いのけたりする危険を避け、子どもに安心感を与える工夫です。子どもの治療においては、言語的な工夫と同時に、このような物理的な工夫も有効です。

保護者対応の基本マナー

子どもに注意が向きすぎて、保護者への対応を疎かにしていませんか？　いま一度、保護者対応の基本マナーをおさらいしてみましょう。

幼児から小学校低学年の間は、保護者が付き添って通院する場合が多いと思います。保護者として付き添うのは、両親のほか、祖父母が多いです。最近では高齢出産が増え、母親の年齢の幅も20～50代と広くなっています。祖父母も含めると年齢の幅はさらに広くなります。そのため、唯一の対応方法というものはありませんが、リスク回避のためにも、まずは丁寧な対応を心がけるようにおすすめします。

目を見て挨拶

子どもと保護者が来院した場合、子どもにばかり注意が向きがちになります。しかし、まず行うべきは、保護者への挨拶です。挨拶がないと、「ここのスタッフは挨拶もできないのか……」と、保護者は不安を抱きます。逆に、しっかりとした挨拶をしてくれれば、「安心して子どもを任せられそうだ」と、ホッとするものです。安心感を与えるためにも、必ず目を見て挨拶をしましょう。

時間が限られていて会話ができない場合であっても、「○○さん、こんにちは。お待ちしておりました」といった一言をかけるだけでも、よい雰囲気作りに繋がります。挨拶の所要時間は5秒ほどです。ゆっくり挨拶をしても10秒ほどです。数秒間の挨拶で安心感を与えることができるのですから、やらない理由はありません。

包み込むような笑顔

初診の場合、子どもだけではなく、保護者も不安です。そこで、不安な心を包み込むような気持ちで微笑んでみましょう。包み込むような笑顔は、人をリラックスさせ、安心感を与えます。笑顔によって安心するのは、大人も子どもも同じです。

基本的な敬語を使う

敬語にはレベルがあり、職場や場面によって使い分けられています。相手の求める敬語のレベルを保持することが、満足感を与えるコツです。

同じ人物であっても、訪れる場所によって求める敬語のレベルは変化します。たとえば、非常に丁寧な敬語を使うことを期待されているのは、高級ホテルや百貨店などの接客業です。私が行ったアンケートでは、医療機関に高級ホテルや百貨店で使うような敬語を求めている人はいませんでした。「基本的な敬語でよい」という人が大多数です。

具体的には、歯科医院において「こちらでよろしゅうございますか？」などという言葉を期待している人はいません。「こちらでよろしいでしょうか？」、「こちらでよろしいですか？」といったレベルの敬語で十分なのです。

私が歯科衛生士の皆様を対象とした研修を行うと、以前とは比べものにならないほど、敬語についての知識が豊富で、上手に使いこなしている方が増えています。その敬語力を、保護者に対して適切に生かしてほしいと思います。

説明は基本を忠実に

「思春期の子どもとの会話」の項で、説明内容を【タイトル】→【結論】→【詳細】→【まとめ】という順番で話す説明法を紹介しました。保護者に対してもこの順番を守ります。子育て中の保護者はたいへん忙しく、心身ともに疲れていますので、負担をかけないようにできるだけ簡潔に情報を伝えましょう。

そして、前述の順番で説明した後に、理解できたかどうかを確かめましょう。前述のように保護者は疲れていますし、子どもに気を取られて集中して聞くことができない場合が多いため、確認が欠かせません。

また、付き添いが祖父母の場合は、耳が遠く、こちらの話がよく聞こえていないこともあります。このとき避けたいのは、「いまの説明でわかりましたか?」という聞き方です。これは、いわゆる〝上から目線〟を感じさせてしまい、一段上からものを言っているように受け取られてしまうおそれがあります。理解できたかどうかを確かめるときは、「もう一度説明したほうがよいところがありましたら教えてください」と、保護者を立てる気持ちが伝わるような言い回しをします。

ヒアリングを十分に

子どもは自分の特性を把握していませんし、普通の大人は初対面で子どもの特性を把握することはできません。

治療上、注意しなければならない特性を把握するためには、保護者から丁寧にヒアリングすることが重要です。大きな音に過敏に反応する子ども、張り紙などがたくさんあると落ち着かなくなってしまう子ども、触られることが苦手な子どもなど、さまざまな特性をもつ子どもがいます。そうした特性は、教えてもらわないとわからない場合がありますので、まず保護者に心を開いてもらうことを意識します。

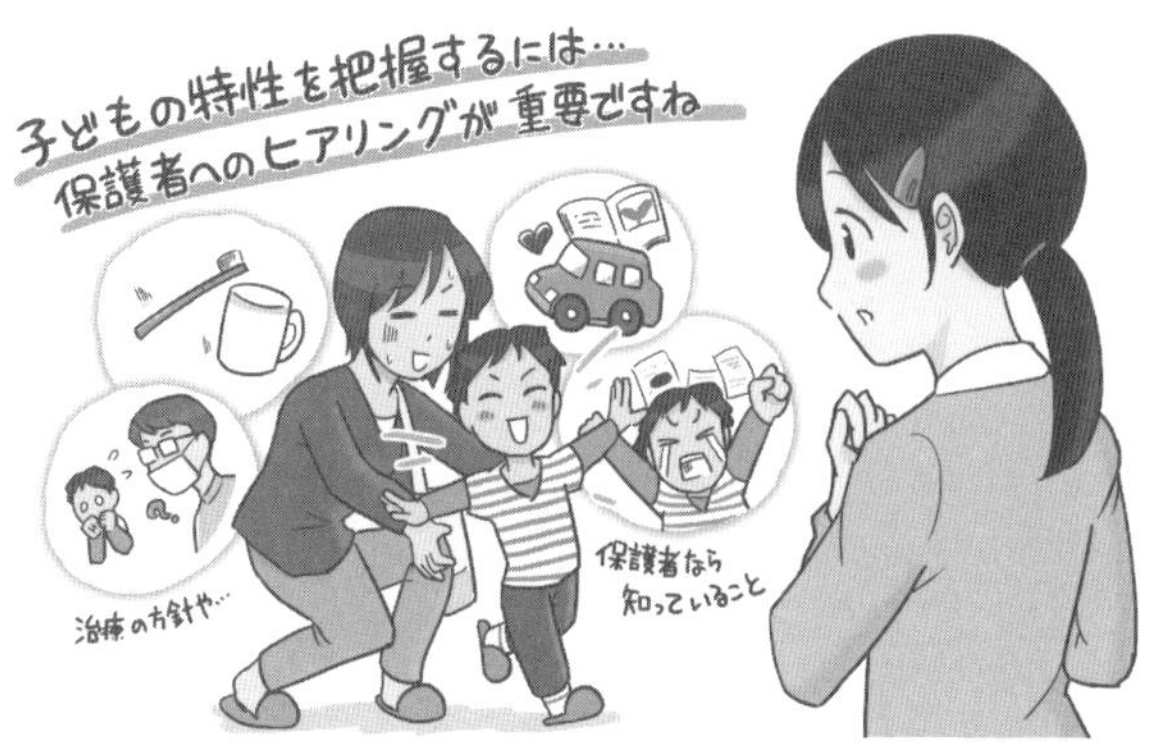
子どもの特性を把握するには…
保護者へのヒアリングが重要ですね
保護者なら
知っていること
治療の方針や…

保護者に心を開いてもらうためには、「聞いてあげる」という態度ではなく、「聞かせていただく」という姿勢が伝わるようにすることがポイントです。「○○ちゃんによりよい治療をするために」という意識を保護者と共有し、真摯な態度で向かい合います。

保護者が子どもの特性を話してくれたら、ゆったり頷きながら事実や感情を受け止め、それらをメモし、保護者が同じ話を2回しなくて済むようにします。ヒアリングを十分にしておくことが、よりよい治療に繋がります。

気難しい保護者への対応

過度に〝お客様意識〟をもつ人からのクレーム問題が、医療現場でも報告されています。本項では、気難しい保護者への対処方法についてご紹介します。

お客様は神様？

世の中には、「お金を払う側はわがままを言ってよい」という意識をもつ人がいます。そのような人は、サービス業に求めるような態度を、歯科医院にも求めます。同じようなことは学校でも起こっていて、地域によっては保護者の要望や態度に頭を悩ませている教師も少なくないようです。

急に保護者の価値観を変えることは難しいので、わがままを一方的に聞くわけではありませんが、相手の価値観を尊重しながら上手に付き合っていくほうが負担は少ないでしょう。

子どもを褒める

対応が難しい保護者が来院したら、まずは子どもを褒めてみましょう。子どもを褒めることで、その子どもと保護者の両方を褒めたことになります。特別な事情がないかぎり、子どもを褒められて気分を害する保護者はいないでしょう。

褒めるところが見つからないという場合もなかにはありますが、そうしたときは、来院したことを褒めてもよいのです。

「○○ちゃん、元気に来ましたね」

「○○ちゃん、来てくれてうれしいです」

などのたった一言でもよいのです。直接的な褒め言葉ではなくても、相手の心を励ます一言を添えると、心を開いてもらいやすくなります。

クレーム時の受け答え

クレームがあった場合、相手の言い分をまずは認め、相手の立場、感情を否定しないことを心がけます。

以前、

「予約時間が過ぎていますが、いつまで待てば診てもらえるんですか？」

「下の子どものお迎えがあるので、早くしてもらわないと遅れてしまいます！」

と訴える保護者に対して、どのように対応したらよいのか、歯科医療従事者の方々に質問をしたことがあります。すると、

「忙しければ、ご予約を取り直しましょうか？」

「順番に診ていますので、順番が来たらお呼びしますね」

などの回答がありました。

言い方にもよりますが、このような対応をすると、気が立っている保護者の場合、怒

り出してしまうかもしれません。

「お忙しいのに、待たされるのは本当にお困りだと思います」

「お子さんのお迎えがあるのであれば、時間が気になりますね」

など、まず相手の言い分を認めてから、対応策を提示するのが、望ましい対応方法です。

強がる理由

保護者のなかには、妙に強がる方がいます。そのような保護者は、これまでの人間関係でたくさん傷ついてきた可能性があります。「これ以上傷つきたくない」という思いから、心のなかに土足で入られるのを防ぐために、自らの心の壁を高くしているのです。

強がっている保護者に対しては、対応する側も態度が固くなりがちです。そのような人を相手にしたときこそ、口角を上げて、包み込むような笑顔で、やさしい声で話してみましょう。口角を上げることにより、自分自身がリラックスできますので、余計な肩の力が抜けていくのを感じられます。

また、緊張してしまうと、喉を締め付けるようにして話してしまいがちになります。喉を締め付けると相手に威圧的な印象を与え、双方にますます緊張が生じます。このようなときこそ、喉を開いて話すことを意識してみましょう。きっと、やさしい声が出てきます。

DESCL法で要望を伝える

保護者に要望を伝えるときは、簡潔にわかりやすく伝えるのが基本です。そのときにおすすめなのが、DESCL法です（**表1**）[1]。DESCL法とは、臨床心理学者の平木典子先生によって、「論理的な自己表現」として紹介されているものです。DESCL法は、歯科医院でも応用できます。

表❶　DESCL法（参考文献[1]より引用改変）

Describe	状況を客観的に描写する
Express/Emphasize	気持ちを感情的にならずに述べる
Specify	相手への提案・解決策を具体的に述べる
Choose	自分の提案や依頼に対する答えを準備する
Listen	耳を傾け、共感していることを伝える

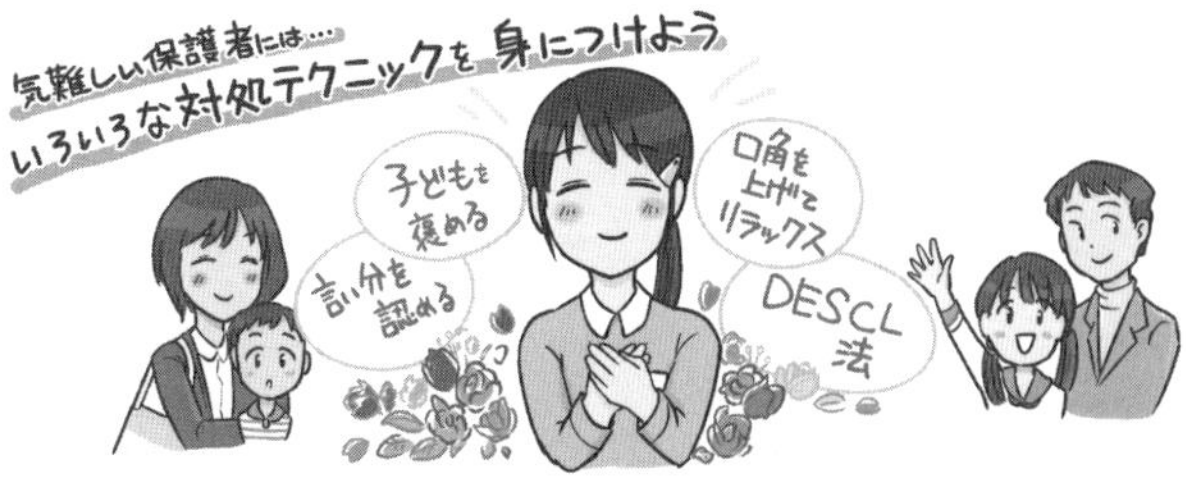
気難しい保護者には…
いろいろな対処テクニックを身につけよう
子どもを褒める
言い分を認める
口角を上げてリラックス
DESCL法

たとえば、携帯電話で大きな声で話している保護者に対しては、

D「こちらには、痛みで苦しんでいる患者さんがいらっしゃいます」

E「できれば、他の場所でお話しいただけると助かるのですが」

S「よろしければ、電波が繋がりやすい場所にご案内いたしますが、いかがでしょうか？」

C「それではご案内いたします」

L「ご無理をお願いしたのに、ありがとうございます」

などと組み立てていきます。

このときに大切なのは、最初のDescribeであくまで客観的に伝えることです。いくつかのパターンを作り、院内で共有しておけば、気難しい保護者への対応の負担が軽減されるでしょう。

この例ではLが最後になっていますが、最初に、

「たいへん申しわけないお願いなのですが」

「ご迷惑だと思いますが」

と、相手の気持ちに配慮した言葉を入れてもよいでしょう。

【参考文献】

1）平木典子：アサーションの心 自分も相手も大切にするコミュニケーション．朝日新聞出版，東京，2015．

おわりに

本書では、高齢者とのコミュニケーション、子どもとのコミュニケーションのヒントをご紹介しました。

言葉づかいのみならず、それぞれの年齢層の特徴、心理状態、待合室・診察室の工夫や雑談を有効に利用する方法、配慮が伝わる声、表情など、など多岐にわたりお伝えしました。

日本は現在、少子社会、超高齢社会となり、成長社会とは異なる環境となってきました。世の中の変化とともに、この国に住んでいる人々の価値観も生活態度も変化し、医療関係者への態度も変化してきています。それにともない、皆様に求められるコミュニケーションスキルも変化していますし、今後ますます変化していくことでしょう。

医療の最前線で日々患者さんのために尽力なさっている皆様にとって、本書がお役に立てば、これにまさる喜びはありません。

山岸 弘子

◉著者プロフィール

山岸弘子（やまぎし ひろこ）

NHK学園『話し上手は敬語から』講座での長年の経験を活かし、敬語とマナーをわかりやすく、楽しく伝える活動に従事。歯科医師会、高校、教員研修、スタッフ研修、新入社員研修、営業マン研修など、多方面で講演や指導を行っている。『一流の人が実践している日本語の磨き方』（角川フォレスタ）など、敬語とマナーに関する著書多数。歯科衛生士向け月刊誌DHstyleにて、2015年に「高齢者に伝わるコミュニケーションのヒント」、2016年に「子どもと保護者に伝わるコミュニケーションのヒント」を連載。近著に『一目置かれる大和言葉の言いまわし』（宝島SUGOI文庫）がある。

臨床現場で求められる
コミュニケーションのヒント

発行日　2017年3月1日　第1版第1刷

著　者　山岸弘子

発行人　濵野 優

発行所　株式会社デンタルダイヤモンド社

〒113-0033 東京都文京区本郷3-2-15 新興ビル

電話＝03-6801-5810㈹

http://www.dental-diamond.co.jp/

振替口座＝00160-3-10768

印刷所　能登印刷株式会社